Cinquenta tons de êxtase

Marisa Bennett

Cinquenta tons de êxtase

1ª edição

Tradução
Lourdes Sette

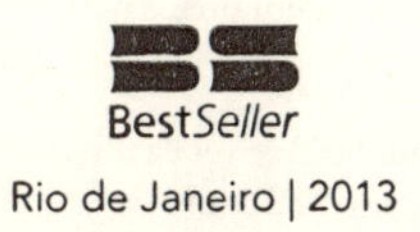

Rio de Janeiro | 2013

CIP-BRASIL. CATALOGAÇÃO NA FONTE
SINDICATO NACIONAL DOS EDITORES DE LIVROS, RJ

Bennett, Marisa
B417c Cinquenta tons de êxtase / Marisa Bennett; tradução: Lourdes Sette. – Rio de Janeiro: Best*Seller*, 2013.

Tradução de: Fifty shades of ecstasy
ISBN 978-85-7684-687-1

1. Comportamento sexual 2. Sexo 3. Amor 4. Relações homem-mulher I. Título

13-0587. CDD: 306.7
CDU: 392.6

Texto revisado segundo o novo Acordo Ortográfico da Língua Portuguesa.

Título original norte-americano
Fifty shades of ecstasy

Capa: Sérgio Carvalho | Periscópio
Editoração eletrônica: Abreu's System

Impresso no Brasil

ISBN 978-85-7684-687-1

Dedicatória

Para Becky e Monica,
que sabem do que estou falando.

Sumário

Introdução

Todo mundo sabe como fazer sexo: é só enfiar a protuberância P no buraco V e repetir. Saber onde a parte de um corpo penetra na outra parte de outro corpo tem sido responsável pela evolução humana — e, por extensão, pela tecnologia moderna, pelas telecomunicações, por grandes obras de arte e da literatura e pelos brinquedos eróticos — há muito mais no sexo do que simplesmente colocar aquilo lá dentro.

Este livro compartilha 50 formas diferentes de fazer "aquilo", esteja você procurando por algumas dicas de como aumentar a intimidade, maneiras simples de consumar a luxúria que sente um pelo outro sobre os inocentes móveis da casa ou querendo ser o senhor e a senhora *Cirque du Soleil* do sexo acrobático.

No entanto, há um importante alerta: nem todas as posições deste livro funcionarão para todos os casais. "Mas o que você quer dizer quando afirma que não posso plantar uma bananeira e fazer um 69 encostado na parede?!", grita um leitor ligeiramente irritado (e sentindo-se um pouco rejeitado, talvez). Bem, se ele tem 1,95m de altura e ela,

1,55m, isso simplesmente não vai dar certo. Com isso em mente, grande parte da diversão está em usar a velha e boa estratégia da tentativa e erro para encontrar maneiras excitantes (pela frente, por trás, de lado ou de cabeça para baixo) de manter seu sangue pulsando durante cada ato sexual. Escolha que posições você gostaria de experimentar com seu/sua parceiro(a) ou seja ousado(a) e ponha as cinquenta posições em prática consecutivamente (mas talvez não em um só dia — não sejamos ridículos).

Este livro não pretende reinventar a roda. Em vez disso, ele pega a roda, examina-a de todos os ângulos e decide fazer sexo em cima dela.

Capítulo Um

Seduções doces

Introdução

Embora talvez nenhum de vocês recite sonetos de Shakespeare enquanto olha um para o outro com adoração (ou será que fazem isso?), existe algo positivo naquele tipo de sexo que deixa seu corpo formigando de excitação. Afinal, é por isso que as pessoas se apaixonam e (intencionalmente) procriam. Essas posições são apropriadas para quando se quer mostrar um pouco de amor e afeição, olhar nos olhos um do outro enquanto a intimidade aumenta ou ficar tocando a outra pessoa pelo máximo de tempo possível.

Senta aqui, meu bem

Cheguem bem perto um do outro para realizar esta posição doce e sedutora. Ela é muito popular, porque o ângulo favorável do quadril permite que o pênis vá fundo e que o clitóris

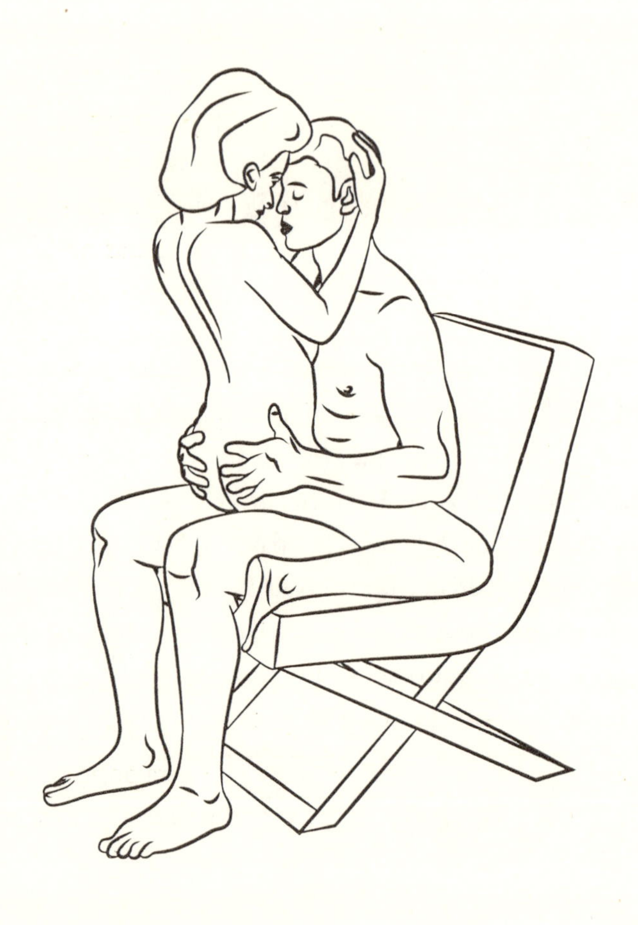

seja bem estimulado. Ambos têm controle sobre o ritmo e a profundidade das estocadas; assim, vocês podem usar essa posição para passar de movimentos lentos até um galope à medida que o encontro pega fogo! Ele se senta em uma cadeira. Ela fica no colo dele, de frente para o parceiro, com as pernas dobradas para trás, uma de cada lado do quadril dele. Ambos ficam com as mãos livres para agarrar o que quiserem.

Quando estiverem próximos o bastante para se tocarem, aproveitem: permitam que as mãos vaguem e explorem o corpo do parceiro. Tente tocá-lo de maneiras novas. Vamos ser francos: todos temos a tendência de seguir as mesmas rotinas, e é fácil procurar aqueles pontos excitantes de sempre, mas quando vocês experimentarem essa posição, deixem que suas mãos encontrem novas formas de brincar.

Na cadeira elétrica

Nada de papo-furado na cadeira elétrica: é permitido apenas fazer sexo bem quente! Ao se sentarem entrelaçados, vocês ficam em igualdade de condições. Esta posição permite que cada parceiro assuma o controle do ritmo e da velocidade da diversão — é possível até alternar!

Ele se senta na cama com as pernas esticadas, abertas em V. Ela se posiciona entre as pernas dele, de frente para ele, com os joelhos erguidos e um pé em cada lado do quadril dele. Ambos se inclinam para trás e apoiam-se nas mãos enquanto os olhos se encontram.

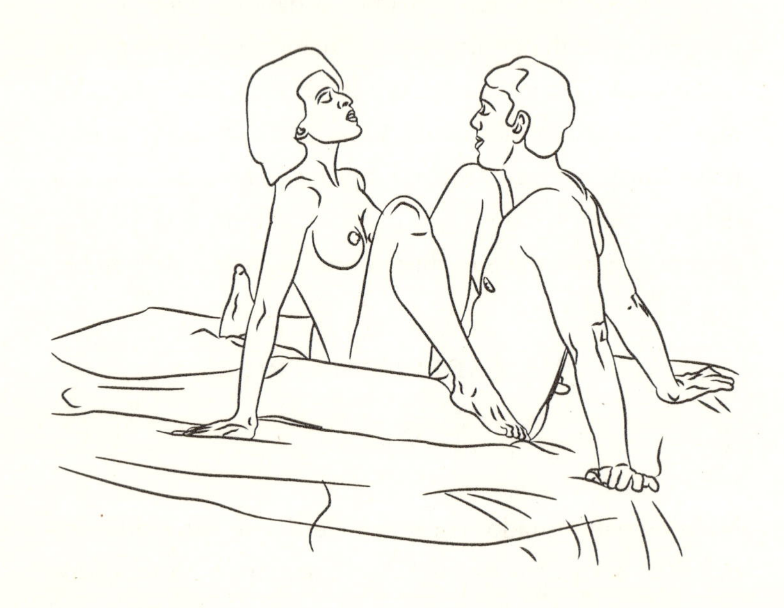

Esta posição obriga que os parceiros fiquem de frente um para o outro durante o ato, mas não próximos o suficiente para se beijarem confortavelmente. Em vez disso, observe os olhos do parceiro. Manter contato visual durante o sexo é incrivelmente íntimo; portanto, não se preocupem se isso não acontecer. No entanto, pode ser revelador observar as reações do parceiro aos seus movimentos e toques. Todos gostamos de representar um pouco no sexo, mas você terá certeza de que seu parceiro está se deleitando ao ver o prazer estampado em seu rosto!

Fechadura e chave

Ele é a chave; ela, a fechadura — esse é apenas mais um eufemismo fálico (ou uma péssima cantada) para explicar que o pênis e a vagina devem ser os melhores amigos um do outro. Mas, acredite, essa é uma fechadura que vocês dois vão querer abrir.

Ela deita de lado, com a perna de cima dobrada e apoiada no colchão. Ele se posiciona entre as pernas dela e a penetra, as mãos apoiadas nas costas da parceira.

A "chave" fica com a tarefa fácil aqui: ele tem um bom acesso à penetração. Passar muito tempo nessa posição é difícil para a "fechadura", e é possível que ela fique com as costas e os ombros doloridos. Portanto, mantenha o óleo de massagem à mão! No entanto, se for possível aguentar, essa posição é ótima. O ângulo incomum faz toda a diferença:

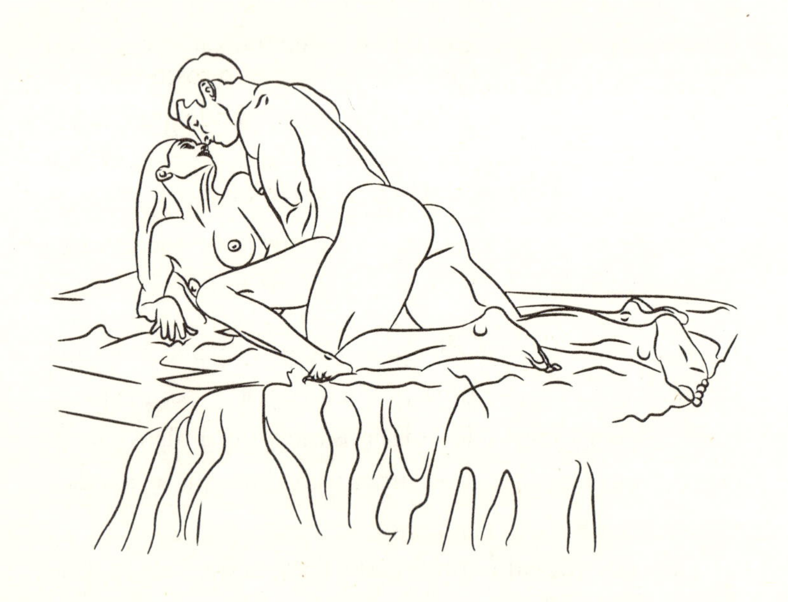

com o tronco torcido, ela fica bem apertadinha! É sempre bom incluir posições laterais como essa ao seu repertório sexual, pois elas acrescentam uma variação adicional à pergunta "quem está por cima?" e, em geral, aumentam o aperto.

Sussurros no ouvido

Esta posição exige que vocês fiquem com o rosto bem próximo um do outro — e lhes dá a oportunidade perfeita para que ambos sussurrem palavras doces (ou instruções excitantes!). O contato íntimo e o posicionamento na beira da cama dão a esta posição uma dose dupla de sensualidade; assim, vocês, com certeza, vão querer repeti-la! Só tenham cuidado para não despencarem da cama, embora eu duvide que isso os faria parar...

Ela deita com a parte superior do corpo para fora da cama e apoia as mãos no chão (como se fosse fazer flexões). Ele se posiciona entre as pernas dela; depois, deita-se sobre ela, colocando as mãos no chão, próximas às dela. Esta posição funciona porque ele apoia a maior parte do peso nos próprios braços, de modo que a caixa torácica da mulher não seja esmagada pelo peso do homem.

Para obter o máximo de força e evitar empurrá-la para a frente, ele pode pressionar as panturrilhas dela com os tornozelos. Dessa forma, fica mais fácil se apoiar e dar estocadas ainda mais fortes. Se a mulher quiser entrar na brincadeira, pode usar a força da parte superior de seu corpo para empurrá-lo para trás, de forma a duplicar a fricção!

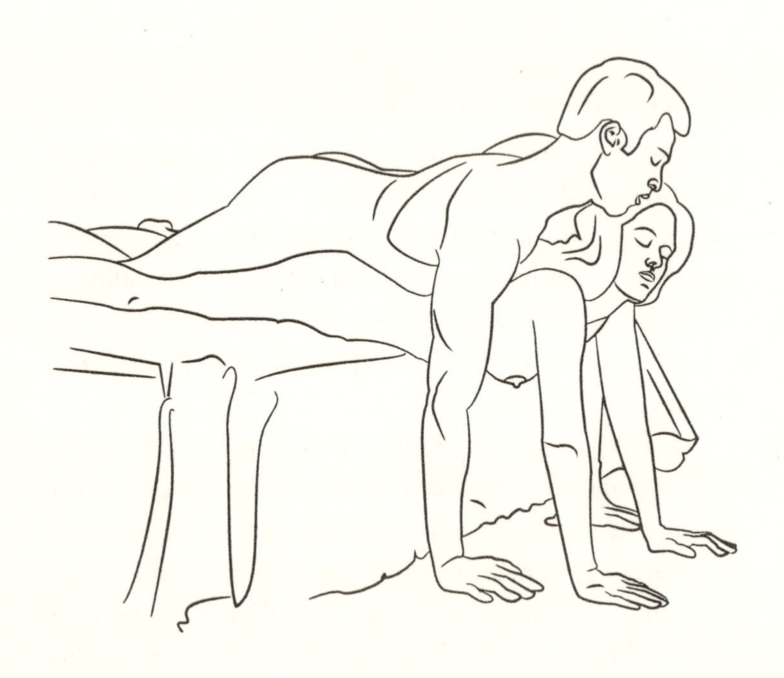

"Não, o coração que de fato amou nunca esquece, e ama verdadeiramente até o fim; como o girassol, que se volta para seu deus quando ele se põe, dirigindo-lhe o mesmo olhar de quando ele nasce."

— Thomas Moore

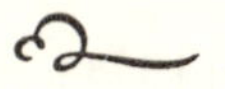

Regras para conversar na cama

Conversas picantes no quarto são uma coisa, mas o que você diz quando deseja deixar claro para seu amante que está gostando do que ele está fazendo? É sempre um "me fode!" ou um "ah, isso, não para!" — mas onde foi parar o romance? Eis algumas dicas básicas para ajudar você a dizer a coisa certa.

Use o apelido carinhoso que seu parceiro adora.

"Ah, gostosa, você sabe que eu adoro o que você faz comigo!"

Não use qualquer apelido carinhoso que surgir de repente na sua cabeça. Sei que pareceu uma boa ideia no calor do momento, mas...

"Ah, ISSO, você é muito GOSTOSA, Bundinha Linda!"

Dê instruções para ajudá-lo a acertar na mosca.

"Aí! Aí mesmo, com mais delicadeza!"

Não faça críticas.

"Você precisa melhorar sua técnica de sexo oral, hein?"

Faça perguntas.

"Você gosta assim?"

Não se distraia.

"Hã? O que foi isso, amor? Eu estava vendo a previsão do tempo."

Experimente algo novo.

"Adivinha que novo brinquedinho acabou de chegar pelo correio?"

Não tente algo novo antes de conversar sobre isso com o seu parceiro!

"Como assim você não gosta da minha nova cinta peniana?"

Diga-lhe o que está planejando fazer.

"Vou virar você de costas e meter até você gozar!"

Não fale sobre os planos para o fim de semana.

"Precisamos fazer a revisão do carro no sábado, mas podemos fazer isso a caminho da casa dos meus pais..."

Perfilado!

Esta posição ajuda a tornar a fantasia do sexo em pé um pouco mais fácil! Com uma ajuda da mobília e um pouco de força da parte superior do corpo, você estará a caminho do nirvana vertical. Uma vez que suas mãos estarão ocupadas mantendo-o em pé, use o resto do corpo para controlar as ações. Pequenos movimentos ou ajustes — talvez uma pequena inclinação do quadril? — podem fazer uma grande diferença aqui.

Ele se posiciona em pé na beira da cama. Ela passa os braços ao redor dele e firma os pés na cama, mantendo o parceiro entre as suas pernas. Ele puxa a mulher com uma das mãos enquanto segura a coxa dela com a outra, para dar-lhe um pouco mais de apoio. Ela pode apoiar as pernas na cama para levantar ou agachar sobre o corpo dele (enquanto tenta permanecer reto!).

Esta posição faz um ótimo uso do cenário normal de um quarto! Lembre-se disto quando experimentá-la: se seu quarto tiver uma arrumação conveniente, aproveite. As paredes podem ser muito úteis nesse caso: se sua cama fica perto de uma, experimente usar esse espaço; assim, a mulher continua com os pés sobre a cama, mas o homem pode encostar as costas dela na parede. Dessa maneira, ele tem ainda mais apoio para sustentá-la e é possível continuar na posição por mais tempo — e aproveitar o impulso adicional para tornar as estocadas mais profundas e fazê-las atingir o ponto certo!

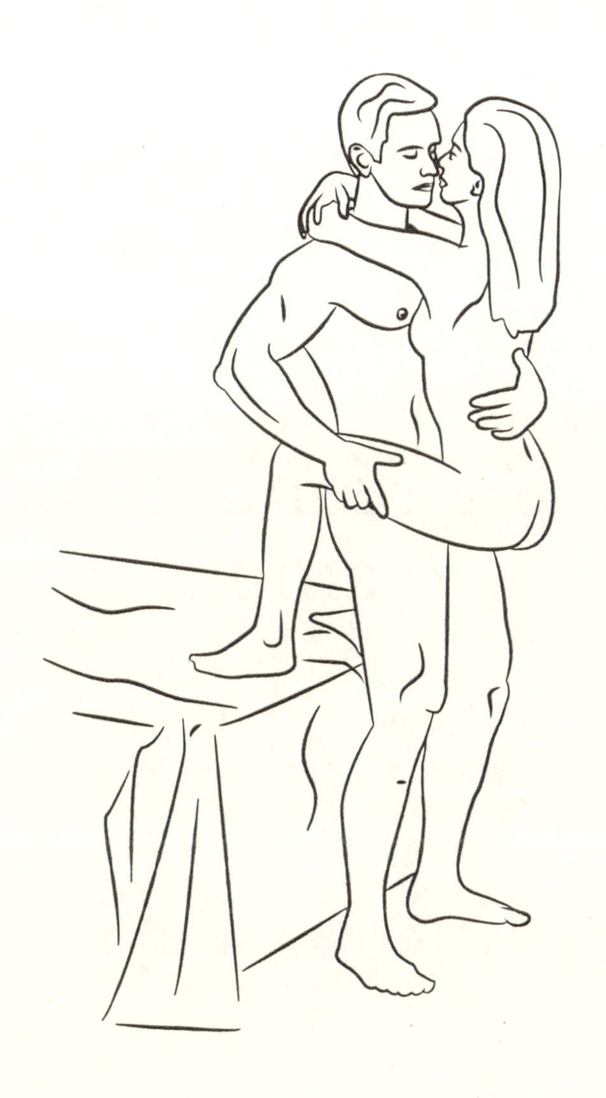

"Então, vá logo, pois apenas aqueles que fogem conquistam o amor."

— Thomas Carew

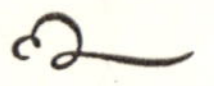

Capítulo Dois

Usando acessórios

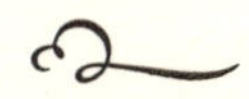

Introdução

Sexo não existe em um vácuo (embora essa seja uma ideia interessante). Às vezes, é necessário erguer uma perna e, para isso, você vai precisar de acessórios. Mas não precisa ir correndo até a sex shop mais próxima para comprar plataformas de espuma anguladas ou cadeiras suspensas de bondage: tudo que você precisa para se excitar já está em sua casa. Ciente disso, sua missão é aniquilar a inocência da mobília, dos equipamentos de ginástica e dos objetos inanimados. Agora, todas as vezes que vocês receberem uma visita e alguém comentar que a mesa de centro tem tudo a ver com a decoração, você e seu parceiro poderão sorrir um para o outro por lembrarem das travessuras que fizeram em cima dela.

Atrás da cena

Às vezes, o melhor entretenimento surge na sala de estar. Para a mulher que gosta de ficar por cima e para o homem que gosta de uma boa visão do traseiro dela, esse ângulo excitante fará vocês dois torcerem por um bis.

Esta posição torna a mulher a estrela do filme e transforma o homem no ávido fã de cinema. Como um bom voyeur, ele se recosta na cadeira e observa sua estrela cavalgá-lo. Ao se inclinar para a frente, jogar as pernas para trás e estabilizar os braços em um pufe, uma mesa de centro ou uma cadeira, a mulher pode controlar a velocidade e o ritmo enquanto ele tem uma visão perfeita do bumbum dela. Manejar os móveis ajudará a atingir o objetivo desejado — um pufe muito próximo dará a ela mais poder de impulso para as sessões exuberantes e excitantes, enquanto um mais afastado alongará o tronco da mulher e permitirá um desempenho mais sensual.

Só porque ela está por cima não significa que tenha de fazer *todo* o trabalho. Enquanto a mulher se movimenta, essa posição é perfeita para ele orientar o quadril e as coxas dela ou até mesmo para lhe fazer uma massagem. Para o homem que realmente quer fazer parte da cena, esse é também um ângulo perfeito para agarrar os cabelos e o traseiro dela durante toda a ação.

A cavalgada invertida encontra o sexo na poltrona; essa posição fornece incríveis tomadas dos bastidores para qualquer show especial.

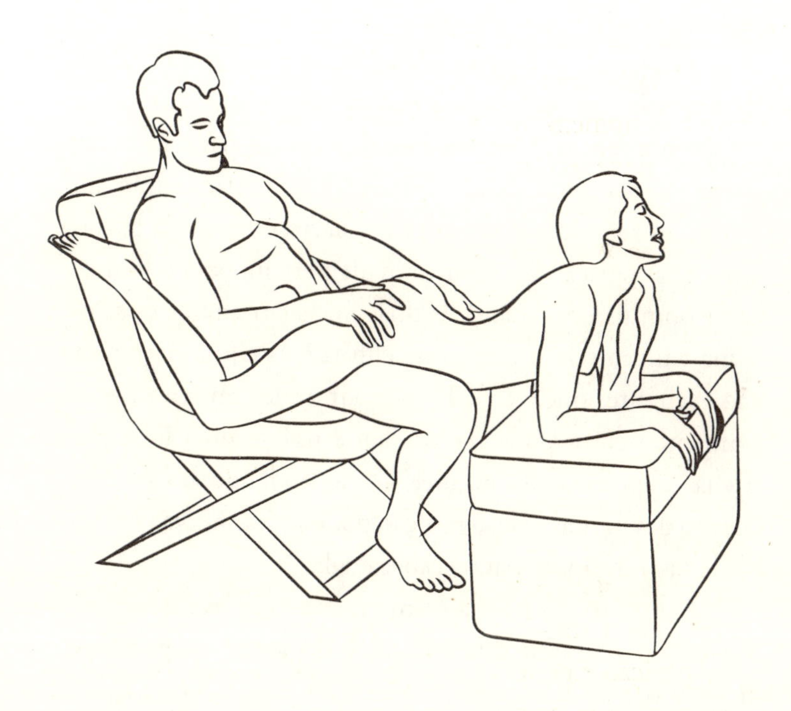

Colinho safado

Alguns podem chamar esta posição de luxo extravagante; outros podem chamá-la de preguiça total — seja qual for o nome escolhido, esta posição combina uma boa e velha cadeira com o bom e velho sexo.

Ele senta na cadeira. (Uau!, essa parte é difícil.) Ela monta nele e se inclina para trás até deitar reta sobre as coxas do homem. Ela precisa ficar bem perto para que, além da penetração profunda, o clitóris receba estimulação adicional ao ser friccionado contra a parte inferior da barriga dele. Esta posição é a oportunidade perfeita para o homem fazer bom uso das mãos! As duas mãos em ambos os seios? Uma em um seio e a outra no clitóris? As combinações são tão excitantes que é difícil saber por onde começar. Em algum momento, pode ser prudente usar a mão livre para apoiar o pescoço da mulher — dependendo do comprimento das pernas dele, a posição pode ser cansativa por causa da falta de apoio para a cabeça dela.

Esta posição é uma ótima maneira de recostar, relaxar e usar e abusar dos músculos do amor — portanto, fique à vontade!

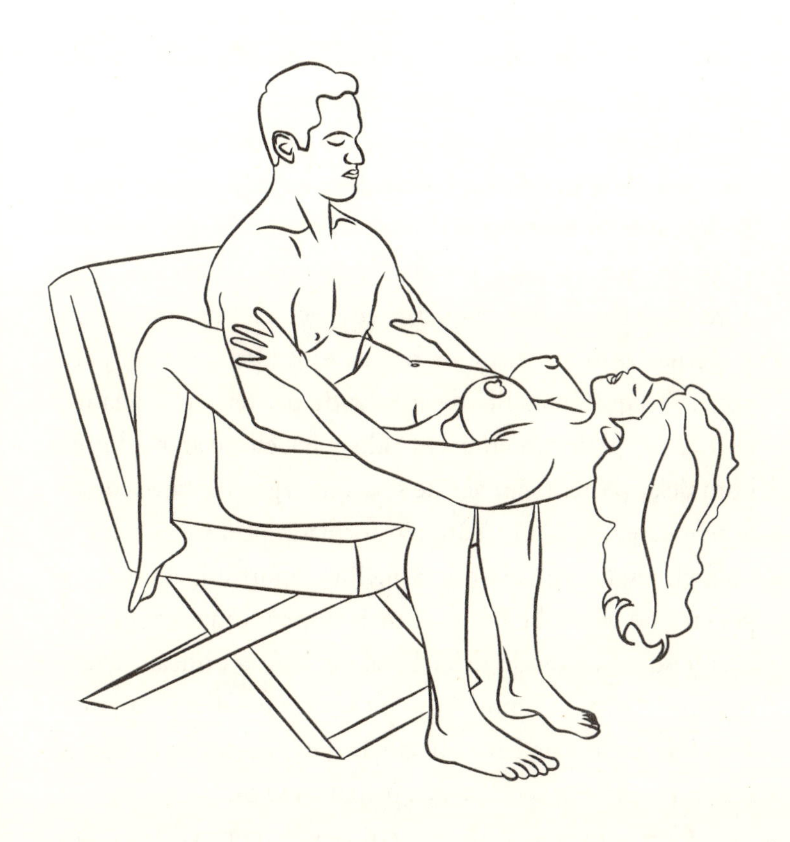

No pedestal

Admitam isso ou não, a maioria das mulheres gostaria de se sentir como uma espécie de troféu, e a maior parte dos homens deseja possuir um. Essa posição coloca a mulher sobre um pedestal e dá a ele o grande prêmio.

Ela sobe na mesa, balcão ou em qualquer outra superfície alta. A altura da superfície deve ser adequada à altura do homem (se ele tiver que ficar na ponta dos pés ou com as costas arqueadas, é provável que tudo dê errado). Ela deve olhar para baixo, enquanto se agacha sobre a mesa com as pernas bem abertas e os braços esticados à frente, para poder se equilibrar. Ele deve ficar de pé, reto, e o quadril deve estar perfeitamente curvado para encaixar no bumbum dela. (Porém, em vez de se aconchegar, ele talvez deseje tentar penetrá-la.) O ângulo formado pela mesa sobre a qual ela está agachada criará melhor oportunidade para a penetração vaginal e lhe dará mais ímpeto cada vez que ela descer sobre a glande dele. Uma vez que a posição dele é bastante básica, o homem pode usar sua energia para guiar a mulher para cima e para baixo, beijar o pescoço e as costas dela ou estimular o clitóris e apalpar os seios.

Com um pouco de esforço, vocês, com certeza, vão ganhar o primeiro prêmio desta posição.

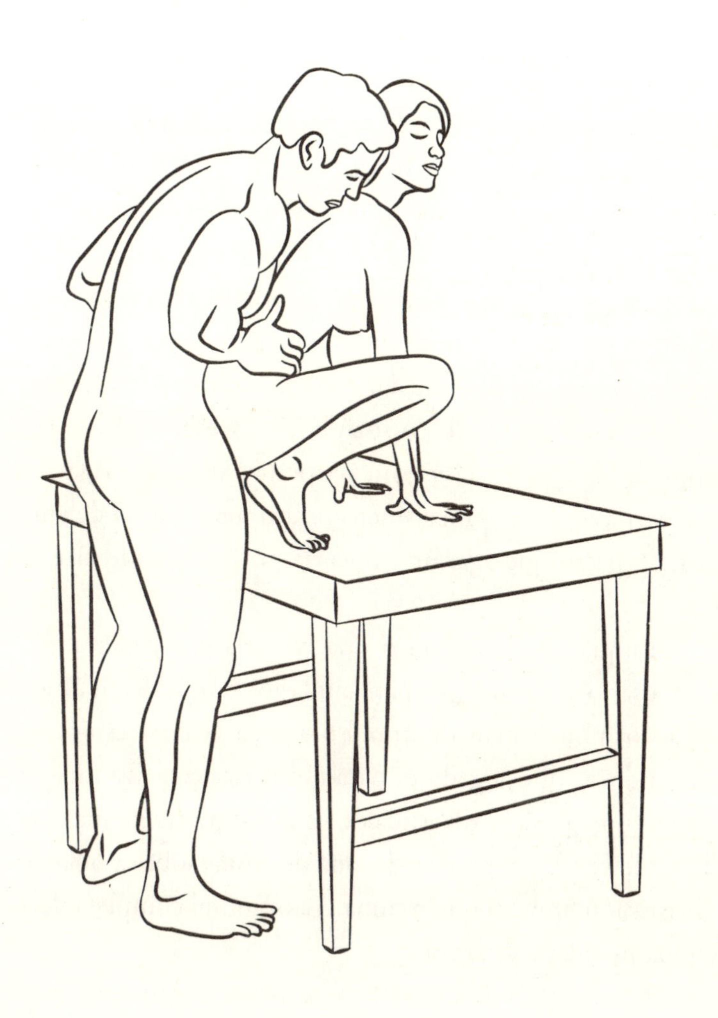

Bola rebatida

Sexo é um esporte coletivo. Com a ajuda de uma bola de ginástica e muita persistência, esta posição ganha de goleada.

Ela se deita de costas sobre a bola de ginástica, apoiando principalmente a cabeça, o pescoço e os ombros. Enquanto ele eleva o quadril da mulher até a altura da pélvis e a segura firme, ela coloca os pés sobre uma mesa alta, ou algum outro móvel, ou até mesmo na parede por trás dele. A posição dos pés dela lhe dará estabilidade e, dessa forma, ele não faz todo o esforço sozinho, pois isso dará a ela o impulso de que precisa para participar da ação. Agarrar nas pernas dele ajudará a sincronizar o movimento de ambos, ao passo que agarrar a bola de ginástica pode fazê-la cair.

Enquanto ele segura o quadril dela e a penetra, ela deve usar o apoio dos pés para ajudá-lo! A bola de ginástica dará um pouco mais de impulso a cada gostosa estocada, enviando os dois jogadores para a prorrogação. Esta não é apenas uma posição divertida de fazer — é também maravilhosa de ver! Com a moça deitada de costas sobre a bola de ginástica, o homem obtém uma visão frontal completa dela enquanto a leva ao êxtase.

A parte mais difícil desta posição é se acostumar à bola de ginástica. Mas, assim como em qualquer esporte, é importante se soltar e deixar o corpo relaxado. Quando tiver aprendido a não cair da bola, vocês vão marcar um golaço!

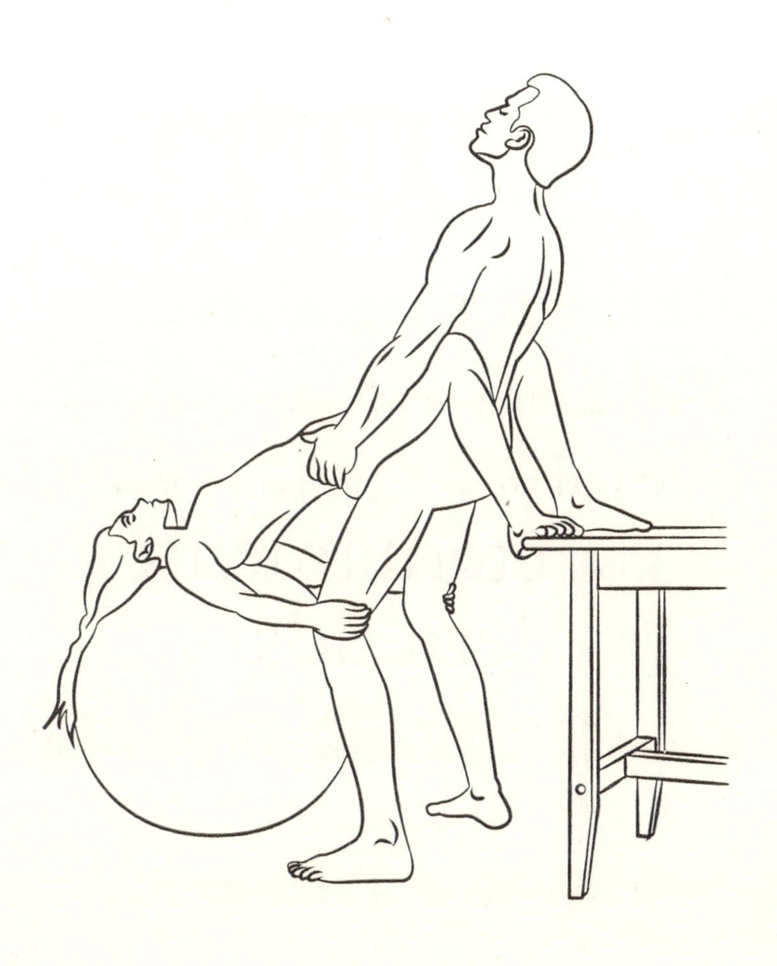

"No entanto, os prazeres são espalhados como as papoulas, Pega-se a flor, e a vida dela se esvai; Ou como a neve que cai no rio, branca por um instante, E logo eternamente derretida."

— Robert Burns

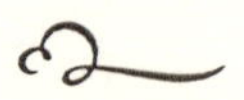

Dicas para usar a bola de ginástica

Temos yoga, tai-chi, hot yoga, artes marciais mistas, corrida na esteira e, finalmente, temos as bolas de ginástica. Ainda que você odeie atividades cardiovasculares, aeróbica ou até mesmo ter que se levantar da cadeira, vale a pena investir em uma bola de ginástica. A ideia não é imitar os exercícios que estão nos pôsteres motivacionais em sua academia. É usar o sexo para *fingir* que você pretende fazer aqueles exercícios!

A logística

Duvido que sua academia permita que você faça sexo nas bolas de ginástica deles — se eu estiver enganada, por favor, me dê o telefone dessa academia! Portanto, você precisa comprar a própria bola se deseja experimentar as posições aqui descritas. Felizmente, elas não são muito caras, e você pode encontrá-las facilmente em lojas de material esportivo, ou simplesmente encomendar uma pela internet.

Se você decidir comprar uma, pense no tipo de durabilidade que deseja para sua bola de ginástica. As mais baratas são feitas de vinil elástico ou de plástico e, se romperem, você cairá de bunda no chão. Isso não é o ideal se você deseja usá-la para fazer um sexo mais animado; então, por motivos de segurança, considere investir em uma bola "à prova de rompimento", uma que seja para uso terapêutico. Essas belezinhas são fabricadas de forma que, mesmo que se rompam, demorem mais de um minuto para esvaziar completamente, dando tempo suficiente para você sair de cima dela antes que acabe com uma fratura.

Equilíbrio fino

O maior desafio de fazer sexo na bola de ginástica é o equilíbrio! No entanto, eis um segredo: isso é um ponto positivo, não uma desvantagem! Você pode usar a bola da mesma forma que usaria outros acessórios, como uma cadeira ou um pufe, mas a diferença é que a bola não fica parada. Se precisar de um pouco mais de estabilidade, encoste-a na parede ou coloque-a num canto.

Se isso não funcionar para você, é possível comprar uma bola de ginástica com um pouco de areia como enchimento, o que a manterá firme no lugar. Mesmo com esses complementos úteis, você ainda vai precisar de concentração para usar a bola. Será necessário prestar atenção ao seu corpo e trabalhar um pouco para manter o equilíbrio. Com o parceiro, é preciso estar atento a cada parte do corpo do outro enquanto vocês variam de posição para que não apenas permaneçam eretos, mas também corretamente entrelaçados. Use o formato da bola a seu favor: role com ela para acrescentar mais força à sua estocada ou balance um pouquinho para fazer seu parceiro atingir o ponto certo!

Guia rápido

Usar a bola de ginástica para fazer sexo é muito bom, mas leva algum tempo para a pessoa se acostumar. Comecem com posições básicas para ver como a bola interfere no posicionamento de vocês; depois, passem a fazer movimentos mais complexos. Experimentem sua posição favorita nela e vejam como o balanço a modifica. Vocês podem, inclusive, usar a bola para obter apoio extra nas posições de sexo oral, nas de penetração por trás e em quase tudo que puderem imaginar — portanto, experimentem!

Esqui a dois

Aqueça-se nas pistas de esqui com esta posição quente! Queira você ir nas pistas de principiantes ou nas mais difíceis, essa variação do estilo cachorrinho incorpora o esqui e traz uma sensação totalmente nova para uma velha posição.

De costas e olhando para baixo, a mulher repousa o quadril na beira de uma cadeira confortável, enquanto seus braços se apoiam no chão. O homem deita sobre a mulher com os braços por cima dos ombros dela, em uma posição de flexão. Tanto as pernas dele quanto as dela devem estar naturalmente dobradas e apoiadas nas costas da cadeira. Esta posição exige bastante do tronco; assim sendo, quanto mais alta a cadeira ou o sofá, mais esforço será necessário. A inclinação do quadril da mulher permite que o homem a penetre por cima e por trás e de forma mais profunda. Esta posição a arqueia naturalmente para trás; isto é muito sensual para ele, e ela adora.

Continue a praticar este programa de sexo a dois e certamente você atingirá picos inimagináveis!

Dança devassa

O homem assume a iniciativa nesta posição, e a mulher o acompanha.

Ajoelhado sobre uma poltrona, ele a segura pela cintura, erguendo a mulher até a altura de seu quadril. As costas dela ficam apoiadas no encosto da poltrona, enquanto o homem puxa a lombar e o quadril dela para a pélvis dele. Estendidas para cima, as pernas da mulher devem repousar confortavelmente sobre o peito do homem, para que seus pés fiquem logo acima da cabeça dele. O encosto da poltrona manterá a mulher equilibrada e com o quadril elevado, para que ele possa usar livremente seus melhores músculos e lhe dar estocadas. Se ela se mantiver firmemente agarrada

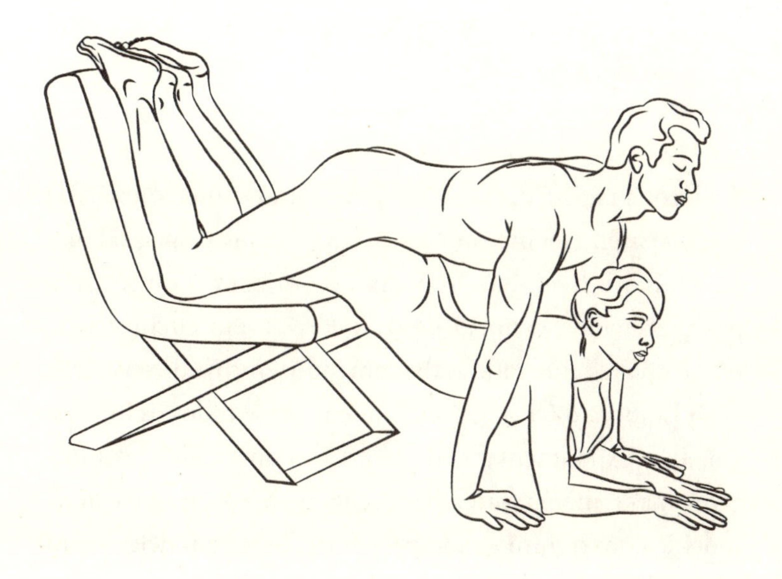

ao parceiro, ele pode usar uma das mãos para estimular o clitóris, excitar os mamilos e alisar os cabelos dela. Manter as pernas dela retas e juntas tornará tudo bem apertado para ambos.

Esta posição é divertida para se empoleirar ou ficar empoleirado sobre um encosto de poltrona ou sofá. Apenas tome cuidado para não cair!

Yin-Yang

A filosofia taoista define o yin-yang como a interconexão de polos aparentemente opostos. Claro e escuro, água e fogo, masculino e feminino — só existe um com o outro. Esta posição envolve a união de dois corpos, e a circunstância feliz é que essa unidade acaba tomando a forma de sexo oral.

Embora o 69 possa ser feito em quase todos os lugares, é melhor experimentar esta posição em uma cadeira confortável, mas também forte. Ele se senta de cabeça para baixo na cadeira, com o rosto virado para cima. As pernas dele devem ficar dobradas, e os pés apoiados no encosto. Ela paira sobre o parceiro, de pernas abertas sobre a cabeça do homem, de modo que ele fique perto o suficiente e sua língua alcance o clitóris, mas não a ponto de sufocá-lo. A mulher deve se debruçar sobre ele, abraçando as coxas do homem para estabilizar-se enquanto realiza a felação. Ambos ficam com as mãos livres para excitarem um ao outro: ele pode estimular o clitóris ou acariciar o traseiro dela; ela pode usar a mão

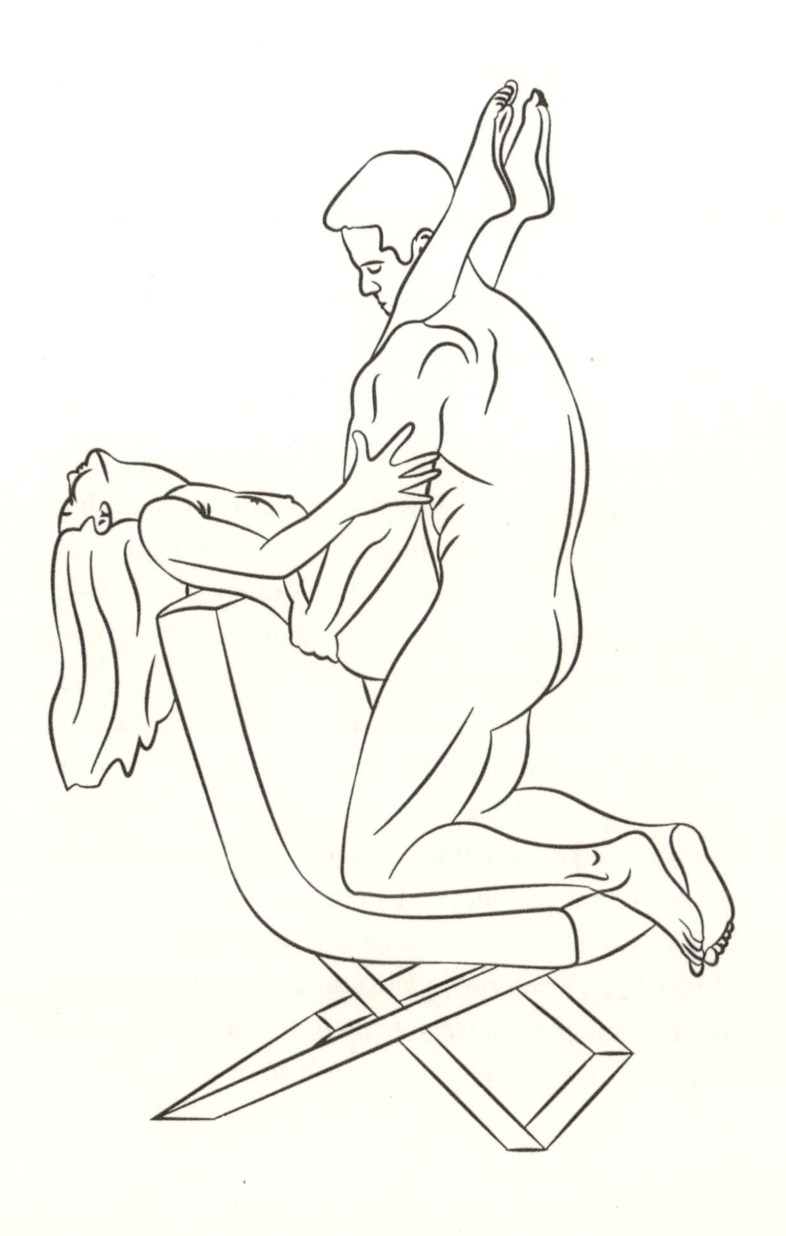

para segurar o pau ou brincar com as bolas dele. Este ângulo facilita o trabalho da mulher enquanto a sensação do fluxo sanguíneo será algo totalmente novo para ele.

O abraço yin-yang é uma forma íntima de fazer o 69 e deixará os dois parceiros completamente satisfeitos.

Energizada!

Desde os terremotos, os eliminadores de gordura e tudo que funciona a pilha, as vibrações só significaram coisas boas para o sexo. Seja com um vibrador sofisticado ou um massageador de mão que você tem para aliviar seus "problemas de coluna", acelerar mais as trepadas certamente deixará você e seu parceiro vibrando.

Embora os vibradores possam ser usados em quase todas as posições, esta é particularmente divertida para a mulher. Ele deita na cama e ela se posiciona sobre ele, mas de costas para o parceiro. Enquanto ela o cavalga e brinca com seu novo brinquedinho, ele tem uma ótima visão do bumbum dela. Os dois podem se revezar na estimulação do clitóris com o vibrador — a vibração estimulante nas partes íntimas femininas e a sensação do pênis dentro dela a farão chegar ao clímax — provavelmente mais de uma vez!

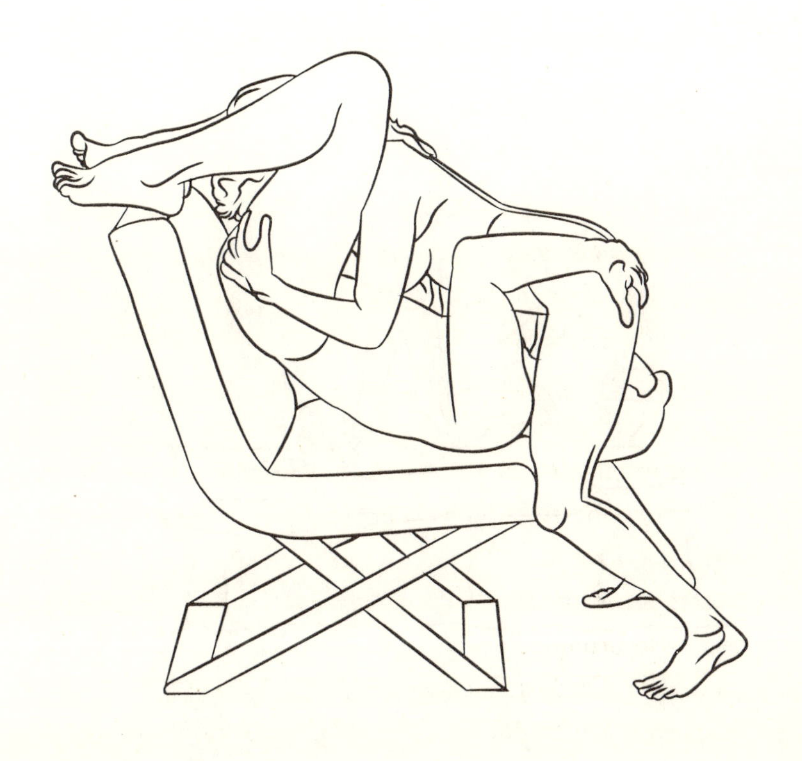

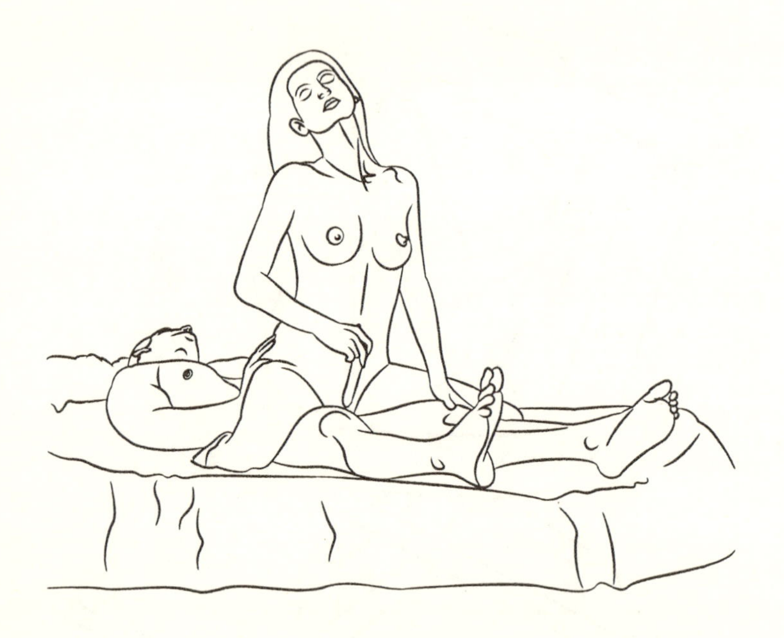

"Deixe agora que amem os que nunca amaram; Deixe que aqueles que sempre amaram agora amem mais ainda."

— Thomas Parnell

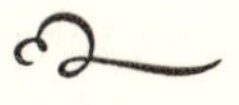

No entanto, não se esqueça de compartilhar o prazer! O vibrador pode ser igualmente estimulante para ele por causa da vibração que sente por estar encostado nela ou por ela passar o aparelho levemente nas bolas ou no períneo (o espaço entre o escroto e o ânus) dele.

Essa variação de cavaleira invertida com um brinquedo é uma forma incrível de excitar a ambos. Só não se esqueça de manter um estoque de pilhas novas!

Batendo um bolão!

Há algo hipnotizante em observar uma bola saltitando de um lado para outro de um cômodo. E como tudo que hipnotiza, o próximo passo óbvio é experimentar fazer sexo sobre ela.

Ele se senta firmemente sobre uma grande bola de ginástica. Muito bem! Esta é a parte fácil. Ela deve colocar as mãos no chão e ficar com as pernas estendidas para trás, cavalgando-o de costas para ele e, depois, rolando para a frente, apoiada nos próprios braços. A mulher sempre deve olhar na direção contrária, mantendo o quadril inclinado para baixo. O tronco dela deve ficar paralelo ao chão e o traseiro em uma posição que seja fácil para o homem segurá-la com facilidade. Ela deve manter os braços retos, mas não travados — sexo pulante é sempre muito divertido e atlético, até alguém deslocar um cotovelo.

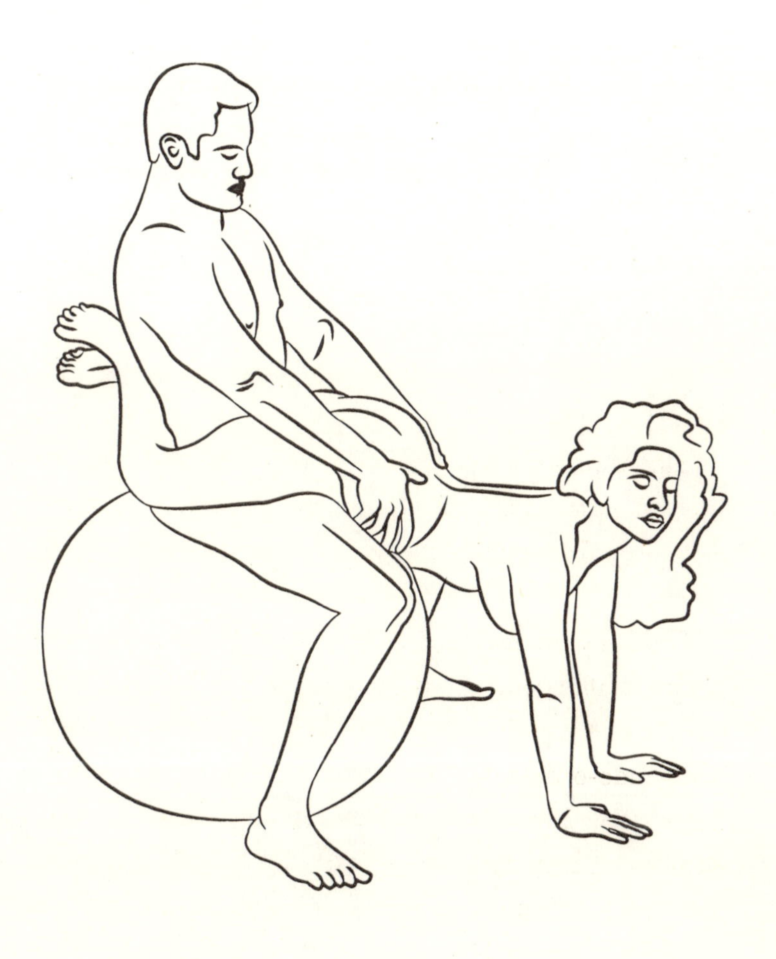

Embora a bola de ginástica pareça ser um acessório pouco confiável, por dar a impressão de que se movimenta por conta própria, lembre-se da Terceira Lei (sexualizada) de Newton: toda ação sexual tem a mesma reação sexual oposta. Em outras palavras, quando a bola pula, os que estiverem fazendo sexo sobre ela também pulam. Contanto que você não tente se opor a toda essa movimentação, a posição fará vocês dois saltitarem até atingir o orgasmo.

"Um beijo afetuoso antes de partirmos. Deixe cair uma lágrima e diga adeus; Embora estejamos nos separando, meu coração amoroso ansiará por você até nos encontrarmos."

— Robert Dodsley

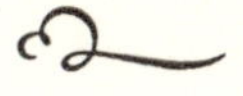

Capítulo Três

Cachorros velhos, truques novos

Introdução

Sexo por trás tem uma fama enorme. Como aquele sujeito que usa jaqueta de couro e fuma cigarro atrás do muro da escola, as posições estilo cachorrinho são excitantes porque parecem muito *malvadas*! Não há nada doce ou sensual em relação a essas posições — trata-se simplesmente de sexo animal. Certamente há algo de bom na depravação; dessa forma, por que não experimentar? Seja de pé, deitada ou de quatro, este capítulo apresenta diversas posições excitantes para fazer sexo por trás e acelerar as turbinas.

A carruagem

Atualize seus conhecimentos sobre mitologia grega e construa sua própria carruagem do sol. Só não perca o controle

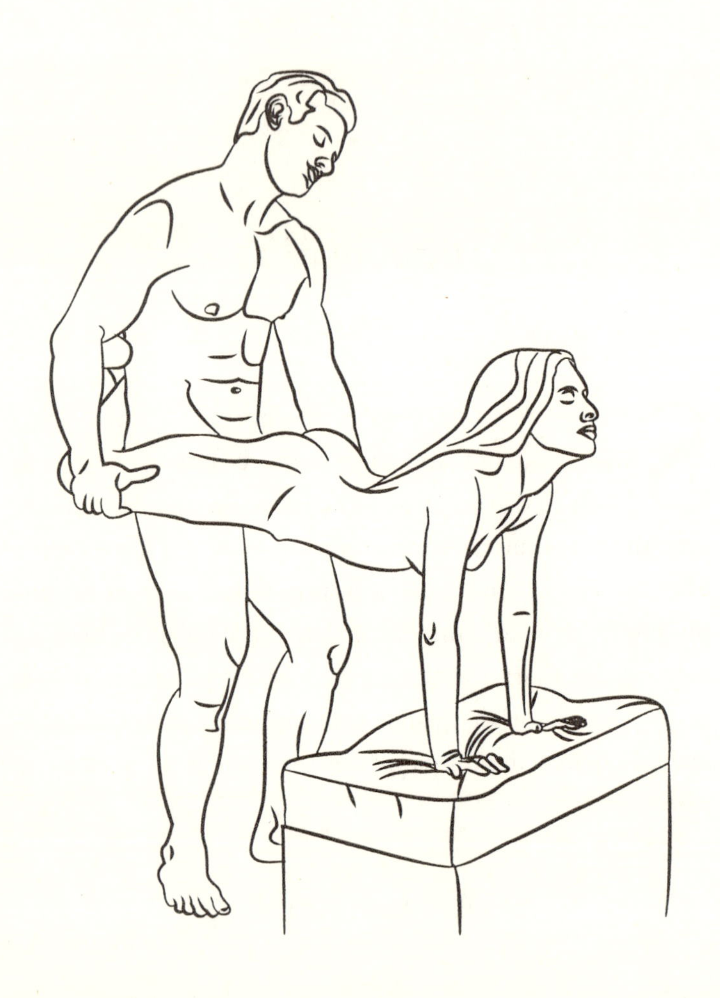

e atraia a fúria de Zeus, o lançador de raios, porque isso seria muito irritante. Esta posição exige bastante força no tronco por parte de ambos; então, fazer 50 flexões logo antes de começar a executá-la pode não ser a escolha mais sensata se você deseja prolongar a ação.

Ela apoia as mãos na cadeira ou na beira da cama. Qualquer que seja o tipo de móvel diante dela, uma coisa é certa: ele precisa estar firme e forte (ou seja, certifique-se de que ele não tem rodas para que não deslize). O homem se posiciona atrás dela e lentamente ergue as pernas da parceira até a altura de seu quadril, enquanto ela apoia o tronco ao realizar um movimento de flexão. Ela passa as pernas ao redor do corpo dele para aumentar sua estabilidade enquanto ele a penetra.

Esta posição desafia a gravidade e é um pouco difícil de manter, mas é deliciosa quando vocês conseguem fazê-la corretamente! Se tiverem problemas em acertar os alinhamentos, experimentem usar apoios de alturas diferentes, como uma cadeira alta ou um banco mais baixo. Após preparem tudo, estarão prontos para passear até o Coliseu juntos!

Agachamento

Faça a posição cachorrinho. Então, gire-a cerca de 90 graus no sentido anti-horário e você chegará a esta posição excitante, com penetração por trás e com a moça por cima.

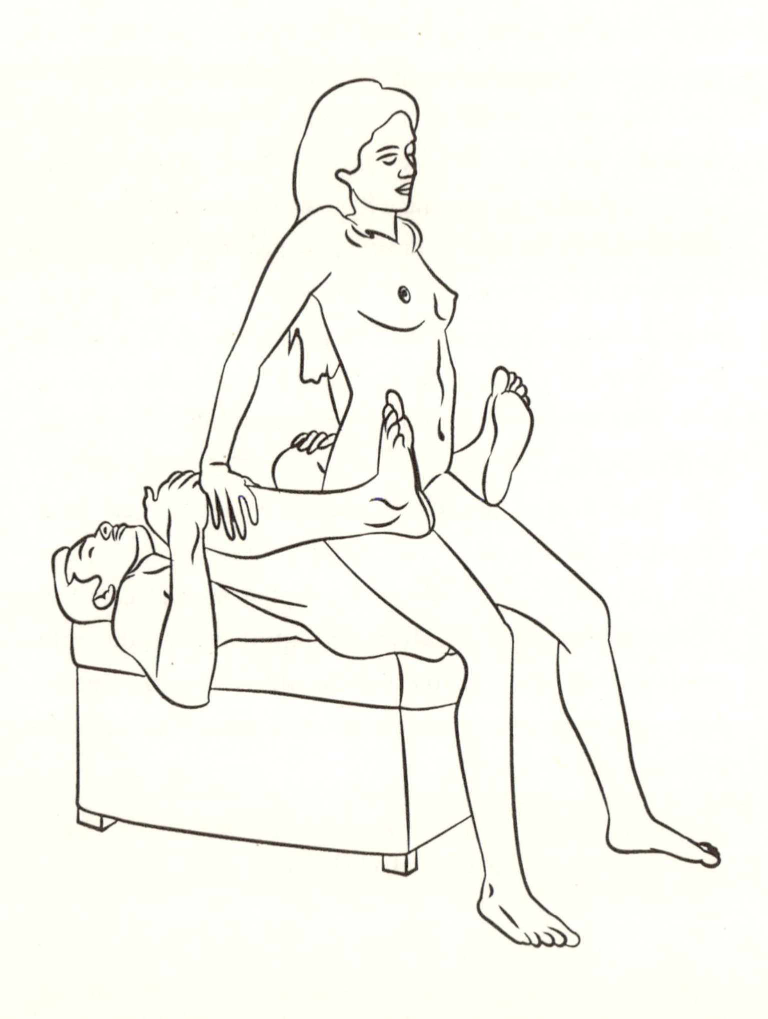

Isto pode parecer um pouco estranho, mas, confie em mim, é SENSACIONAL! Portanto, peguem seus passaportes, vocês têm uma passagem de primeira classe para viajar no Expresso do Orgasmo!

Esta variação do estilo cachorrinho tradicional permite que a mulher controle a velocidade e a profundidade das estocadas, mesmo quando usa as pernas dele como apoio. O homem se deita de costas sobre um banco ou a beira da cama e ergue seus joelhos até o peito. Ela se posiciona entre as pernas dele, de costas para o parceiro, e se senta nele. Ele pode colocar os calcanhares nas coxas dela para ajudar a apoiá-la e aproximar ainda mais seus corpos.

Tudo é bem apertado, mas há espaço suficiente para remexer e experimentar novos ângulos e velocidades. As pernas dobradas dele podem ajudá-la a subir e descer durante as estocadas vigorosas; e, do seu poleiro, ela pode balançar e girar para criar novas e profundas sensações. Para complementar, a mulher pode usar uma das mãos livres para estimular o clitóris enquanto ele a ajuda a se equilibrar segurando a outra mão livre ou o quadril dela.

O desabrochar do amor

Você vai ficar elegante nesta posição de lótus! Ela é simples, mas tem um grande diferencial: as pernas cruzadas.

O homem se deita de costas na cama, e ela se senta nele, de frente para os pés dele. Ela fica sobre o pênis, e quando os

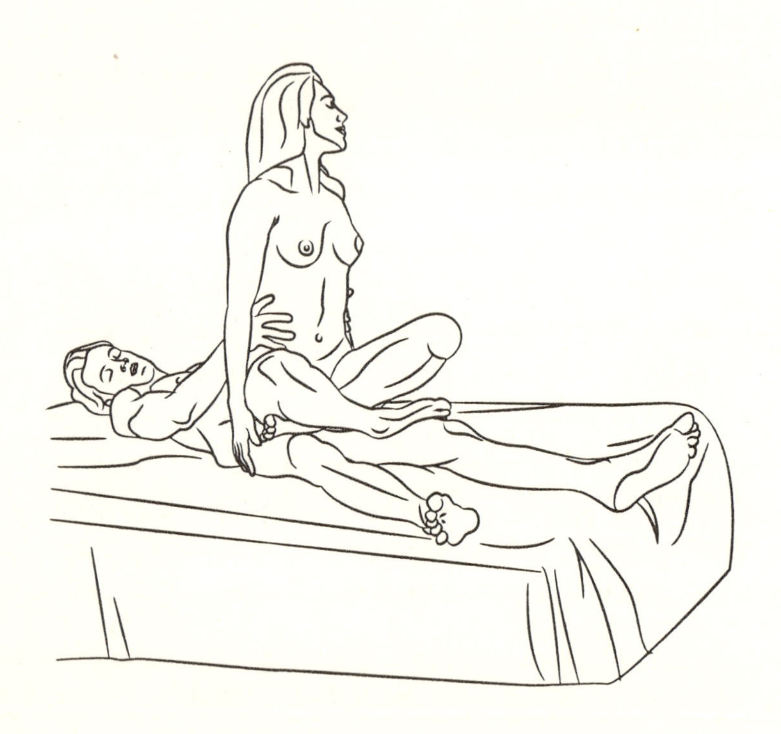

dois estiverem confortáveis, ela levanta e cruza as pernas, ainda sobre o quadril dele. Ele apoia o quadril dela com as mãos para ajudá-la a manter o equilíbrio. Talvez seja preciso se remexer para encontrar a melhor posição (cuidado com traseiros ossudos e ossos de quadril pontiagudos), mas, uma vez encaixadas, as pernas cruzadas darão ao seu parceiro um aperto especial, aumentando as sensações para ambos!

Não é possível dar estocadas profundas nesta posição: a mulher deve controlar as ações, remexendo o quadril, enquanto o homem segura a cintura dela para puxá-la e aproximá-la. Enquanto isso, ela pode usar as mãos livres para estimular o clitóris ou acariciar as bolas. Ou pode, ainda, descansar as mãos sobre os joelhos e meditar dizendo: "OMMMMM."

Pouso forçado

Esta posição é uma variação mais sensual (e mais bonita!) da penetração por trás. Com o quadril apoiado na cama, esta configuração permite estocadas longas e gostosas, em vez de rápidas e fortes com muito movimento. O resultado é uma cavalgada deliciosamente demorada para ambos.

Ela se deita de barriga para baixo, apoiada nos cotovelos e de pernas abertas. O homem se posiciona atrás dela, com as pernas dele por dentro das pernas da mulher. Quando ele se inclina para a frente, ela arqueia as costas, encaixando a cabeça sob o queixo dele. Ela dobra os joelhos e envolve o traseiro

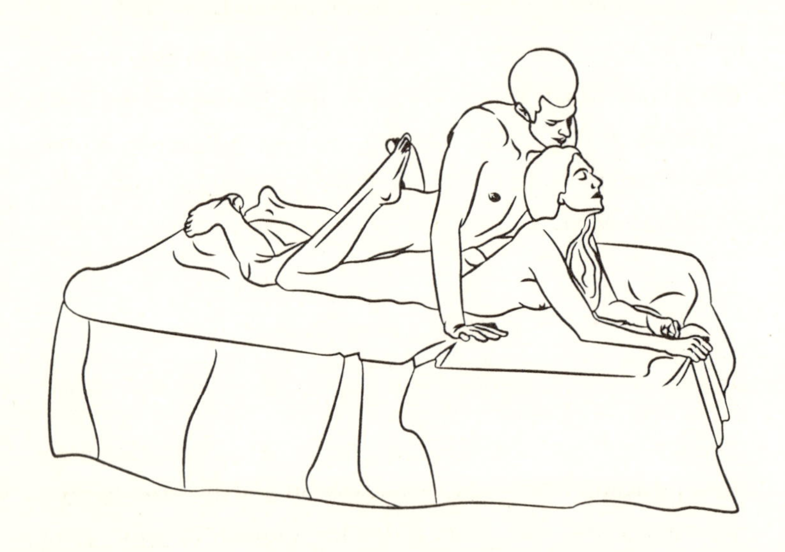

dele com as pernas. Se o ângulo não estiver correto, colocar um travesseiro sob o quadril dela fará com que ambos fiquem mais elevados, o que permitirá melhor penetração. (Passar o pênis pelo portão é muito importante para o sexo; então, vale a pena ser receptiva.) Ele pode estar por cima, mas ela também tem direito de emitir sua opinião no que tange às estocadas. Ela pode usar as pernas que estão ao redor dele para aproximá-lo ainda mais dela e se esfregar no quadril dele enquanto seu parceiro se mexe.

Esta posição dará a vocês bastante espaço para se movimentarem, então usem esse espaço. Inclinem o quadril (vocês dois!) para obter uma vibração diferente, ou deixem as mãos perambularem para apimentar esta posição já apimentada!

Chave de braço

Não é segredo que eu adoro jogos de dominação; e esta posição, embora sem cordas, emprega a quantidade certa de força! Experimentem-na quando estiverem se sentindo especialmente devassos.

O casal se ajoelha na cama. Ele empurra os ombros dela para baixo enquanto torce o braço dela para trás. (Delicadamente. Se você deslocar o ombro dela, ENTÃO NÃO ESTÁ FAZENDO DO JEITO CERTO.) O homem, então, a penetra por trás. Muito embora pareça indefesa, a mulher ainda pode mexer o quadril para ir ao encontro das estocadas, ou usar a mão livre para fazer ainda mais tração.

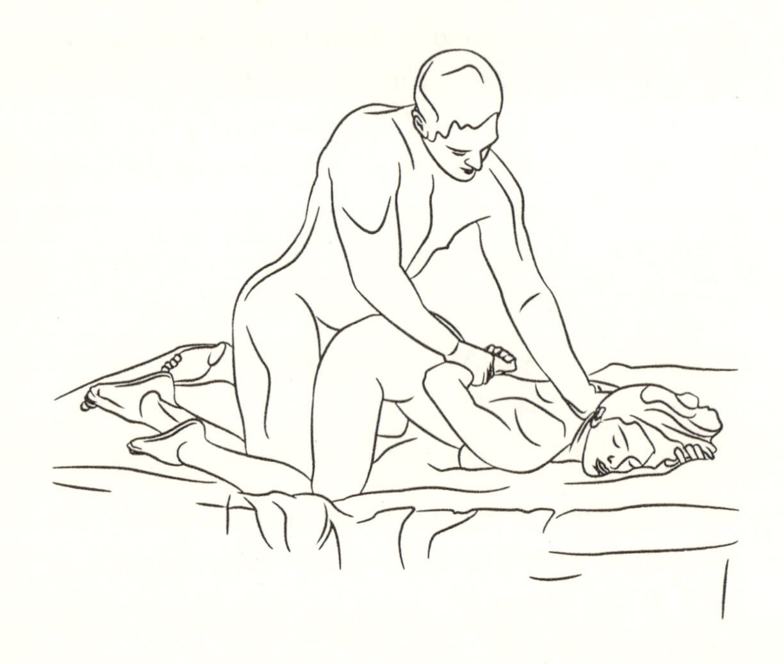

Ele pode manipular o corpo dela para ajudá-lo a penetrar ainda mais profundamente. Esta posição suplica por mais: ele pode acrescentar mais força às ações puxando o cabelo ou dando tapinhas no traseiro dela, e os dois podem trocar palavras bem excitantes.

"Toque com os lábios e inflame.
Este corpo delicado e branco
como a lua."

— Safo, *One Hundred Lyrics*

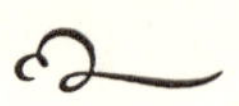

Algumas palavras sobre BDSM

Tendo escolhido este livro, é muito provável que você saiba o que significa o acrônimo BDSM. Caso precise refrescar a memória, trata-se de uma abreviatura que condensa bondage e disciplina, dominação e submissão, sadismo e masoquismo. Em outras palavras: me fode e faça com que isso doa. Sexo excitante não precisa ser bruto, mas sexo bruto pode ser muito excitante. Eis algumas dicas especializadas para quando você quer pegar mais pesado, algumas advertências legais e o lembrete ocasional para não fazer com que, acidentalmente, seu parceiro pare no hospital.

Estabeleçam uma palavra de segurança

BDSM envolve tentar coisas novas e testar seus limites. No entanto, você e seu parceiro devem escolher uma palavra de segurança, a qual pode ser uma cor, um objeto ou uma senha, que significará PARE, caso um de vocês deseje parar. Em geral, é melhor usar palavras que não estão relacionadas ao sexo, uma vez que gritar "TECLADO QWERTY!" *provavelmente* não soará como palavras normais de encorajamento sexual.

Façam compras juntos

Brinquedos, brinquedos e mais brinquedos! Um pouco da brincadeira mais bruta não tem graça sem alguns acessórios. Desde óleos de massagem e saias de couro para spanking a chicotes e palmatórias, existem diversas opções para a incorporação de objetos inanimados às sessões amorosas. Visitar uma sex shop ou pesquisar na internet também é uma ótima atividade para se fazer a dois. É uma maneira divertida de falar algo que vocês normalmente não sugeririam: "Ah! Querido, olha só! Esse é um balanço sexual para se montar em casa! Que engraçado! Dá para imaginar?! Bem, se é isso que você quer..."

Inverta os papéis

Em geral, nas brincadeiras BDSM há o parceiro dominante e o submisso. O açoitador e o açoitado, a professora e o aluno, o patrão e a empregada — vocês entenderam. Os dois papéis podem ser incrivelmente divertidos (não há nada errado no sexo com spanking), mas é ainda mais divertido inverter as coisas de vez em quando. Só porque o homem gosta de puxar o cabelo dela não significa que ele é contra ser algemado na cama!

Abuso e BDSM NÃO são dois lados da mesma moeda

Agora que o BDSM se difundiu amplamente pela mídia, esse se tornou um tema controverso, pois alguns acreditam que a incorporação de bondage, brincadeiras que causam dor ou alguma brutalidade na vida sexual sejam pouco saudáveis ou abusivas. O BDSM pode ir de experiências com palmadas até um estilo de vida que inclui dominação e submissão.

Casais saudáveis discutem suas preferências sexuais e estabelecem limites firmes em relação ao que é permitido ou não. Algumas pessoas gostam de levar palmadas durante o sexo; outras gostam de ser amarradas; há ainda aquelas que desejam apanhar com um chicote. Esse tipo de sexo não é para qualquer um, mas também NÃO é igual a ser maltratado por seu parceiro. Levar consigo sequelas do sexo para a vida real — sejam verbais ou físicas — é completamente inapropriado. Por favor, preste bastante atenção: se você desconfia que seu relacionamento é abusivo, talvez ele seja mesmo. Você nunca deve permanecer em um cenário em que não se sinta seguro.

Vitória do dominador

Esta posição parece complicada, mas se você for devagar e der um passo de cada vez, não terá problema algum! Esta elegante penetração por trás tem uma característica frequentemente desprezada: um pouco de atenção para o clítoris. Quando a mulher se curva para a frente, não está dando ao parceiro apenas uma visão fantástica de seu bumbum, mas também está inclinando o corpo para que cada estocada a estimule de um jeito mais gostoso.

Ele se senta na cama com as pernas retas e esticadas. Ela se senta no colo dele com as pernas do lado de fora das dele; as costas da mulher ficam encostadas no peito do homem enquanto ela desliza o pênis para dentro. Quando ele estiver na posição, ela se inclina para a frente, na direção das pernas dele, ao mesmo tempo em que ele a ajuda a passar as pernas por trás dele. Lentamente, ela se estica mais, até ficar deitada de barriga para baixo entre as pernas esticadas dele. O quadril dela deve ficar um pouco elevado, repousando sobre as coxas dele para ajudar a chegar ao ângulo de estocada correto. Ela pode agarrar os tornozelos dele para se apoiar enquanto ele segura os quadris dela.

Nas pistas de atletismo

Você estará sempre pronta para dar a largada após dominar esta posição. Ela é uma mistura excitante de entrada apertada, vista maravilhosa e composição fácil; assim, ela é a favorita para a medalha de ouro! Experimente-a se você estiver com vontade de fazer algum exercício — isso a fará se sentir uma verdadeira atleta olímpica!

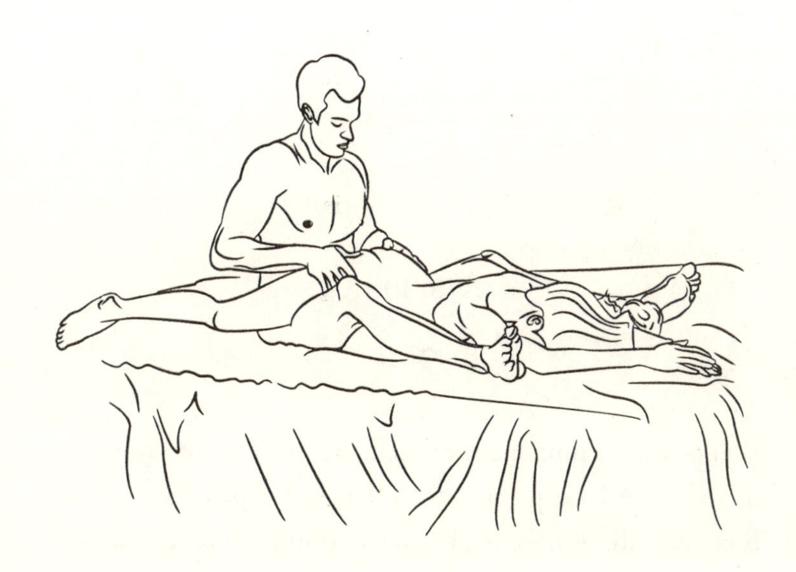

Ela se agacha na cama como se estivesse prestes a dar a largada em uma corrida, com uma perna dobrada e a outra esticada para trás. Ele se posiciona entre as pernas dela, por cima da perna esticada, e ajoelha atrás da mulher. Ela apoia o peso sobre os cotovelos.

Ele tem bastante espaço para se movimentar, e a posição dela, com uma perna para trás e outra para a frente, torna o aperto ainda maior. Claro que ela pode trocar as pernas se ficar cansada. Se conseguir manter o equilíbrio, ela pode usar a mão livre para fazer estimulação, ou ele pode passar a mão por baixo da perna dobrada dela e estimulá-la.

A sereia

Esta posição é uma maneira excitante de pegar um rabo — mesmo que você precise de pernas fortes para fazer tudo funcionar direitinho. Será necessário um pouco de equilíbrio para executar esse movimento, mas ele é muito simples (e também bonito!).

Ele se senta em uma cadeira grande. Ela fica de frente para os pés dele e deixa o pênis escorregar para dentro dela. A mulher, então, coloca as pernas nas laterais da cadeira enquanto lentamente se inclina para a frente e apoia as mãos nas coxas dele, arqueando as costas para intensificar o movimento.

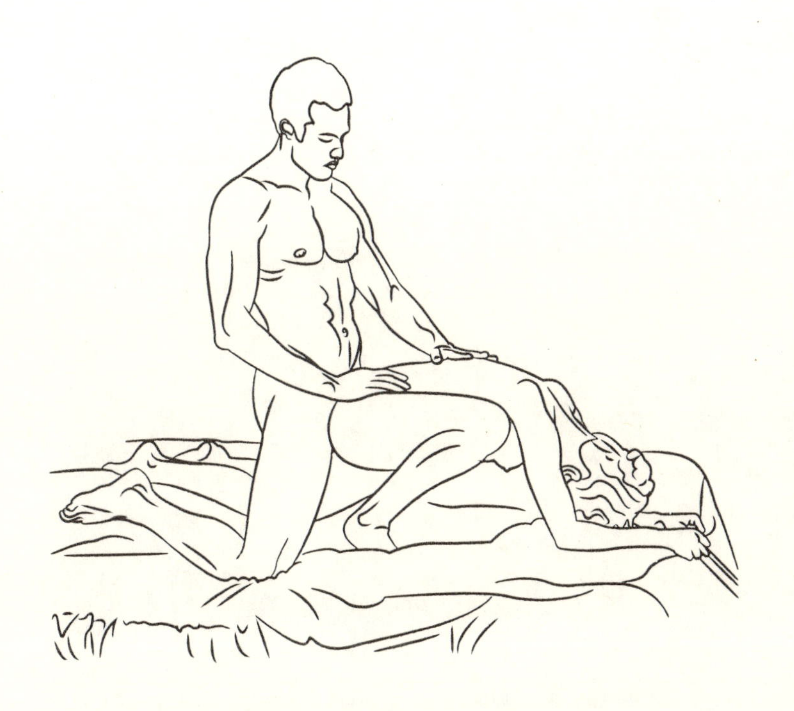

Esse movimento é uma ótima posição de penetração por trás com entrada apertada! A inclinação dos quadris dela gera um tipo diferente de sensação, e a mulher pode, inclusive, tentar se inclinar cada vez mais para a frente e, assim, sentir outras sensações. Quanto mais ela se empina, mais facilidade ele tem para espremer, dar-lhe palmadas ou acariciar seu traseiro.

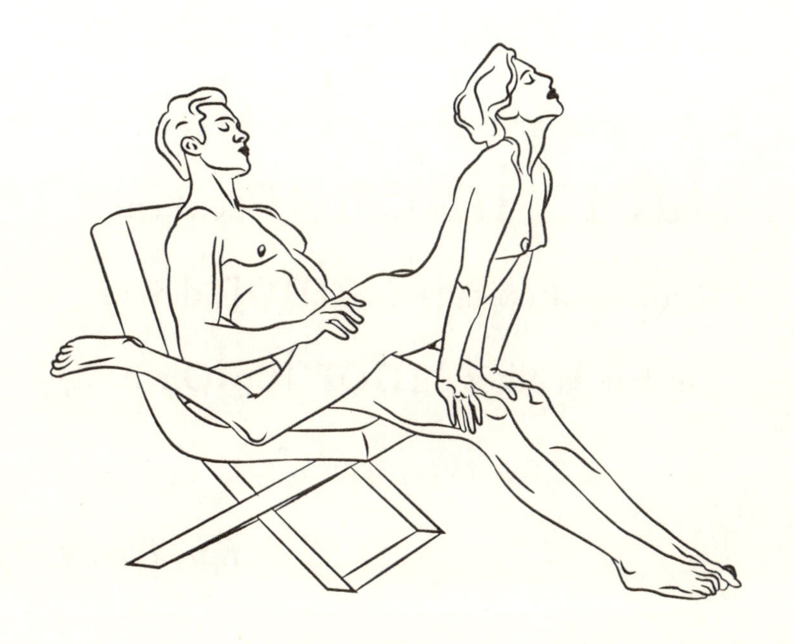

"Nessa hora, ela deve agarrar seu amado pelo cabelo, fazê-lo abaixar a cabeça e beijar o lábio inferior dele; em seguida, intoxicada de amor, deverá fechar os olhos e mordê-lo em diversos lugares."

— *Kama Sutra*

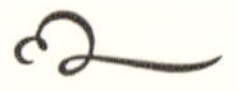

Capítulo Quatro

Encontros contorcidos

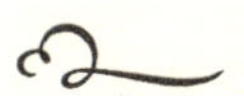

Introdução

Se você colocar a sua perna no ponto azul, e eu colocar a minha no amarelo... Experimentar fazer sexo como se estivesse jogando Twister pode ser um pouco complicado. Felizmente, em geral, vale a pena, seja porque você conseguiu encontrar a combinação certa de pernas e braços descontrolados, ou porque fazer tudo errado e cair da cama é tão divertido quanto ser um especialista em sexo flexível. Esses movimentos contorcionistas são muito divertidos; assim, entre em contato com sua trança interna e experimente os nós tântricos.

Muito enroscado

Como heras enroscadas ao longo de um muro de tijolos, esta posição torna difícil dizer onde uma pessoa começa e a outra acaba.

A posição é mais facilmente iniciada na posição colher, com a mulher sendo a colher menor. Com ela deitada de lado e de costas para o homem, ele deve colocar sua perna de cima entre as dela. A perna de cima dela deve ser erguida para dar espaço suficiente para ele penetrá-la por trás; os joelhos dela devem estar dobrados sobre a perna dele, para que ela possa usá-los para empurrar. As pernas enroscadas de ambos tornarão o ritmo mais lento e sensual, e eles poderão deslizar no corpo um do outro. Uma vez que o tronco dela está firmemente apoiado na cama, ele pode se debruçar e mordiscar as orelhas dela, beijar seu pescoço ou ter uma sessão quente de beijos de língua. Ele também pode usar o braço de cima para passar a mão suavemente pelas pernas dela, estimular o clitóris ou segurar o quadril dela. O braço de baixo pode apoiar a cabeça dela e a mão livre ficar na distância perfeita para apalpar e massagear os seios.

Enrosque-se em seu parceiro, seja nos lençóis ou em porções de hera (apenas certifique-se de que a planta não seja venenosa).

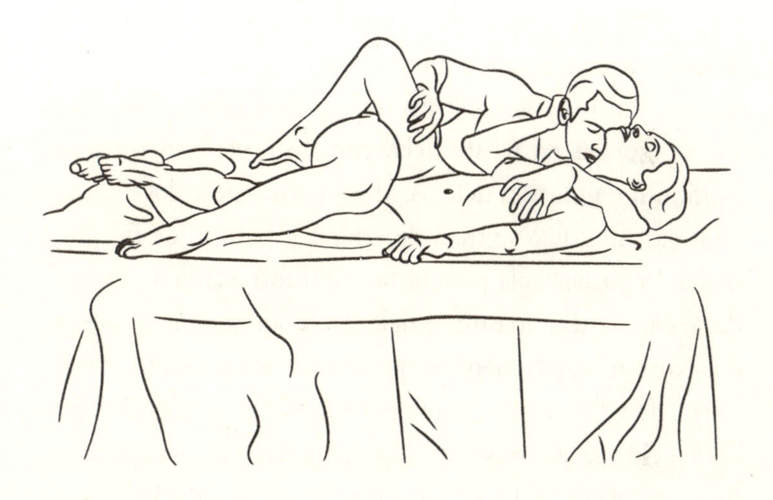

A Pin-up

Parte da diversão do sexo é perceber o quanto seu parceiro fica sensual durante o ato. Esta posição coloca a mulher em um lugar modesto enquanto espera por ele, dando a ela a aparência clássica ostentada por uma geração de garotas Pin-ups.

Nenhuma acrobacia é necessária! Nesta posição ela deita de costas na cama, no chão ou, basicamente, em qualquer outra superfície sobre a qual o casal deseja fazer sexo. Ele se ajoelha na frente dela, enquanto ela aproxima seu bumbum da cintura dele. As duas pernas dela devem estar erguidas, mas não se trata de uma competição de flexibilidade. As pernas dela podem ficar confortavelmente dobradas e encostadas no ombro dele. Ele pode segurar as pernas dela com uma das mãos, enquanto orienta o quadril com a outra. Ela fica confortavelmente deitada na cama, o que dará a ele acesso aos seios e à possibilidade de avaliar as expressões faciais dela (conhecidas também como Medidor de Aproximação do Orgasmo!). Manter as pernas dela juntinhas torna o conjunto bonito e apertado, e o ângulo de elevação do quadril dela o levará ainda mais para dentro dela.

Esta posição é incrivelmente fácil e, por isso, é clássica!

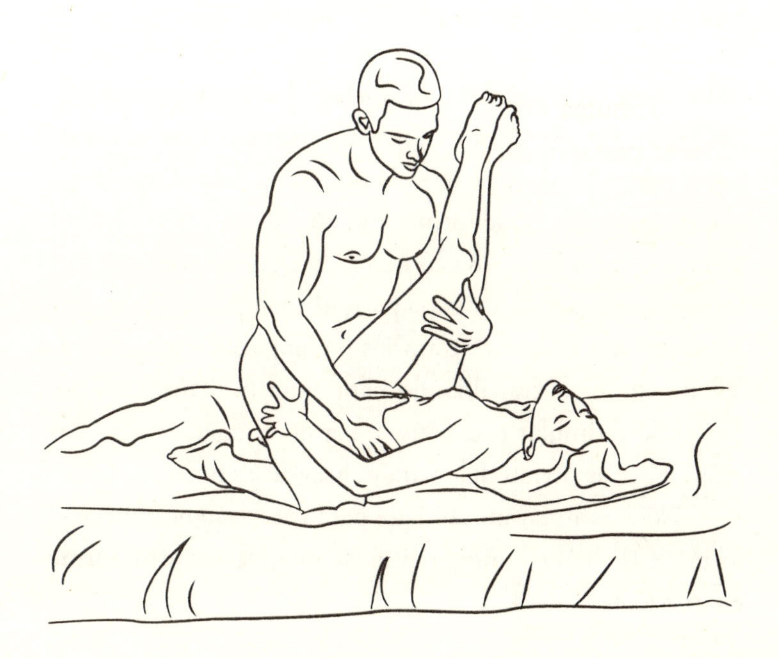

Encontro noturno

Nem todas as posições precisam parecer que apenas um casal de contorcionistas poderia executá-la. Para aqueles que gostam de experimentar ângulos novos — e não se importam com ligamentos rompidos —, esta é a certa.

Ambos devem deitar na cama um ao lado do outro, de frente para o mesmo lado do quarto. A cabeça dele deve ficar perto dos pés dela, e os pés dela devem ficar perto da cabeça dele. Ele deve penetrá-la por trás e, caso seja necessário, o corpo dela pode formar um ângulo reto para facilitar a entrada dele. Esta posição não é do tipo louca-com-cabelos-sendo-puxados. A maior parte do tempo, o ritmo permanece lento e sensual, e ambos podem acariciar e estimular um ao outro, trabalhando para obter um clímax longo. Ele pode estimular o clitóris, e ela pode colocar uma das mãos entre as pernas dele para massagear as bolas.

No entanto, tome cuidado para vocês não ficarem confortáveis demais — ninguém gosta quando o outro dorme em serviço!

Vaqueiro invertido

Todos sabem o quanto a cavalgada invertida pode ser divertida, mas e quando quem faz a ação invertida é ele? Nesta posição ele fica no comando do laço — e é ela quem cavalga.

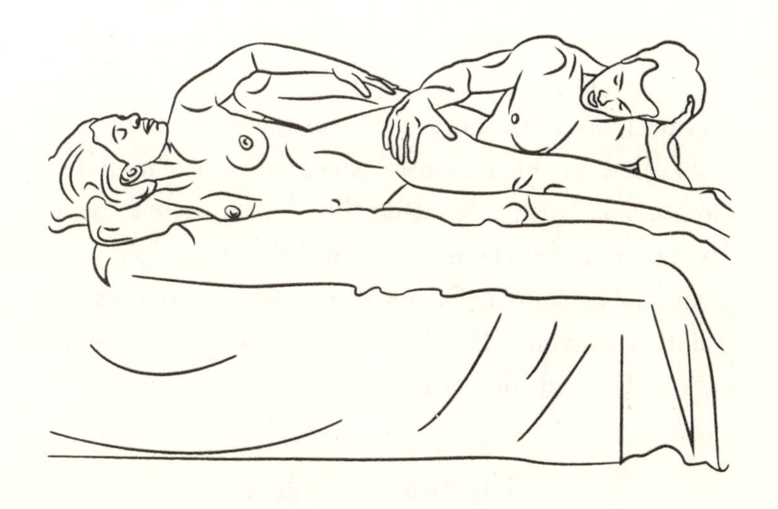

A posição vaqueiro invertido requer móveis que possam suportar uma boa traquinagem. Funciona melhor com uma cadeira e um pufe confortáveis, mas eles podem ser substituídos por um sofá. Já que esta posição não é muito convencional, o homem pode não estar acostumado a penetrar a mulher de cabeça para baixo. Fazer sexo oral ou preliminares sensuais facilitará a penetração quando chegar a hora H. Ela deve recostar em sua cadeira favorita, com as pernas estendidas sobre o pufe à sua frente. Ele a cavalga, de costas para ela, usando o pufe como apoio. A cadeira funciona melhor porque as pernas dele podem passar retas por trás dela, enquanto que, se usarem um sofá, ele precisará dobrá-las e terá menos espaço para se movimentar. O desafio é conseguirem se encaixar. Ela deve manter as pernas abertas enquanto ele inclina o quadril para baixo e para a frente ao penetrá-la. Depois disso, será muito mais fácil manter a sincronia. Ela obtém uma visão rara do bumbum dele, e ele a sente de um ângulo completamente novo.

Quebra-cabeça

Montar um quebra-cabeça em um dia chuvoso é uma excelente maneira de manter a mente afiada. Porém, nos dias ensolarados, nebulosos ou em dias de qualquer clima, unir pênis e vagina mantém tudo muito bem-afiado.

Ela apoia o tronco em uma cadeira e ergue os joelhos até a altura do peito, dando espaço para ele se juntar ao

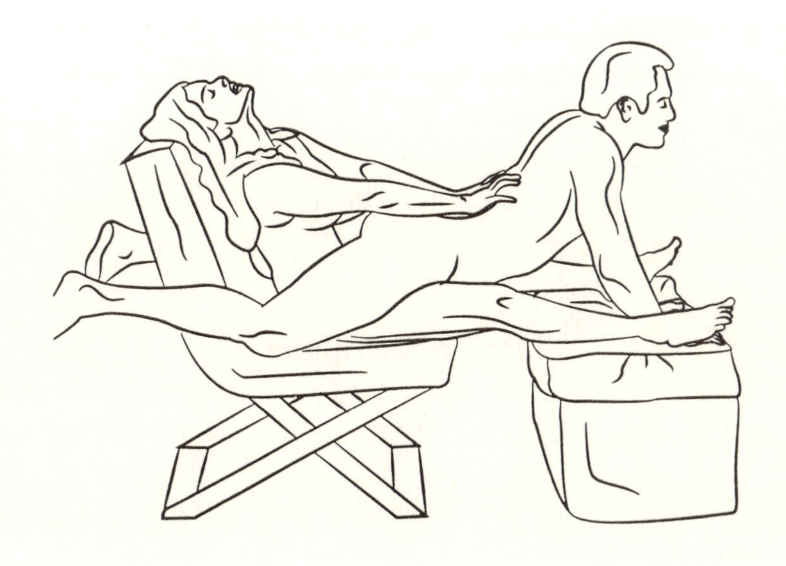

quebra-cabeça. Depois, ele se agacha, de costas para ela, e inclina o quadril para a frente, para poder penetrá-la. Ela pode colocar as pernas nas costas dele; esta posição de descanso é conveniente para ela e também mantém tudo bem apertado para ele. A posição de quebra-cabeça é particularmente divertida porque o pênis fica de cabeça para baixo! A mudança súbita de direção do órgão sexual masculino dará atenção a muitas zonas sensíveis, às quais o sexo tradicional, em geral, não dedica. Em função do ângulo, ele também a surpreenderá com a pressão constante de suas bolas no clitóris durante as estocadas.

Acrescentar um pouco de *Tetris* humano ao seu repertório sexual é a melhor maneira de entender como vocês se encaixam!

Dança moderna

Você não precisa ser formado em balé para fazer suas sessões sexuais parecerem *O Lago dos Cisnes*. Com um pouco de força no tronco por parte dele e algumas extensões de pernas por parte dela, seu próximo encontro será a melhor coreografia do mundo!

Ela deve deitar de lado, com o quadril na beira da cama. Ele fica diante dos pés da cama, de frente para ela. Ela estica uma perna e aponta os dedos do pé para o teto; ele segura a coxa dela e a coloca apoiada em seu peito para que a perna dela se estenda além do ombro dele. Com a outra mão ele

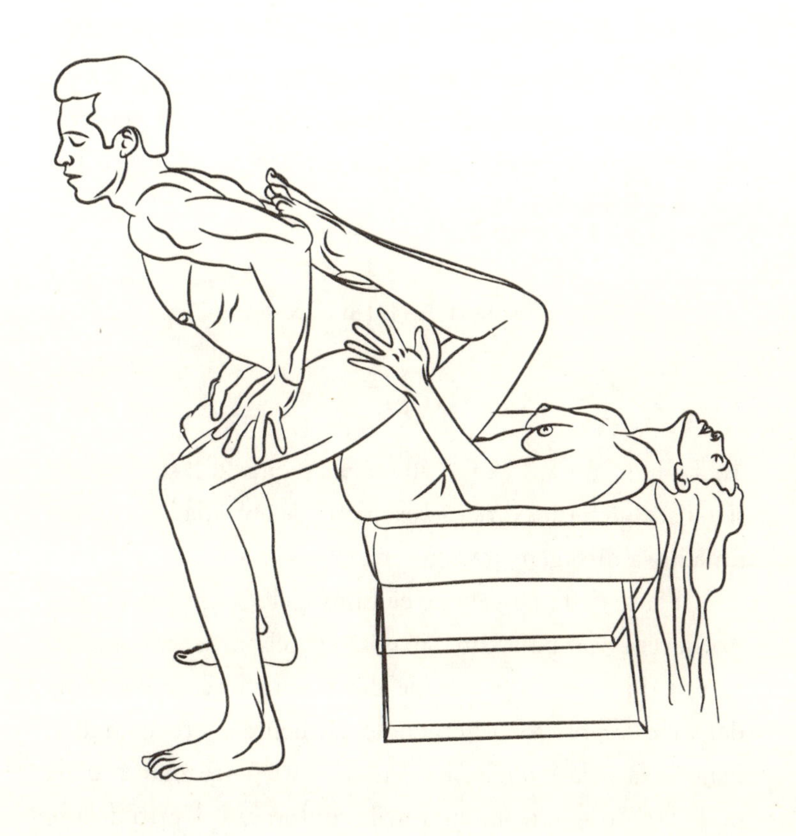

pode apoiar o traseiro ou o quadril dela. Ela se apoia no cotovelo para manter o tronco elevado. A outra perna dela deve estar confortavelmente dobrada entre as pernas dele. A mulher deve usar os braços para se puxar de volta para a cama todas as vezes que ele a fizer empinar por causa de uma estocada vigorosa.

Esta posição exige muita força no tronco dos parceiros, mas vale a pena experimentá-la, por causa da penetração profunda e porque permite a exploração da pouco badalada entrada lateral.

Toca-discos

Todos têm um lado DJ. Queira você girar o disco ou que seu disco gire, esta variação excitante da entrada lateral dará uma nova mixagem aos seus encontros amorosos.

Ela se deita na cama e eleva os joelhos até o peito. Os pés devem ficar para cima, mas não precisam se afastar muito um do outro. Em vez de deitar diretamente em cima dela, ele se posiciona perpendicularmente sobre a mulher. Penetrá-la pela lateral dá a ambos um aperto maior, e ela pode fazê-lo se sentir ainda mais confortável dentro dela se fechar bem as coxas. Ela pode continuar a alterar as sensações ao inclinar as pernas fechadas para um lado e, depois, para o outro.

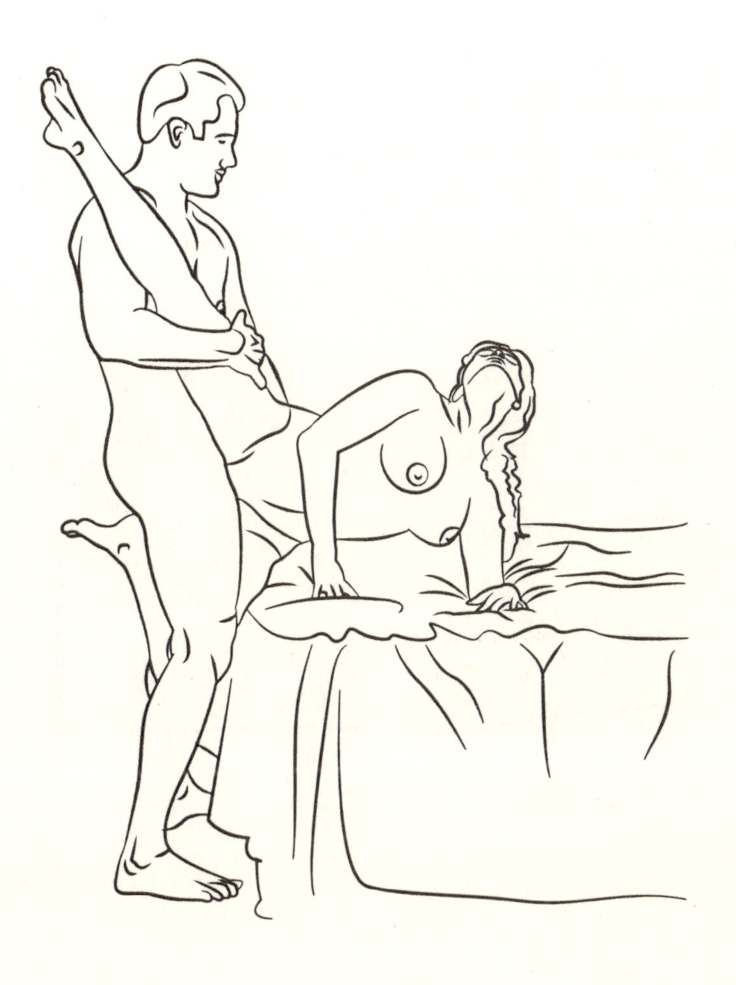

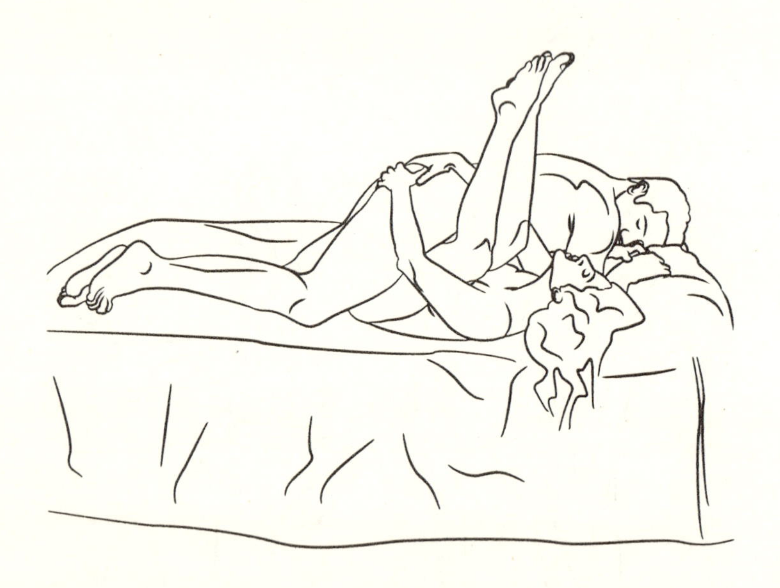

Esta posição dá a ele controle criativo sobre o ritmo e a velocidade do encontro, enquanto ela deita de costas e o sente trabalhar.

Recatada

Uma mulher deve manter as pernas sempre cruzadas. Esta posição permite que ela seja uma boa mulher, enquanto age como uma menina má!

A mulher deita na cama, com ele de joelhos bem à frente dela. Ela posiciona as pernas de modo que seu pé direito repouse sobre o ombro direito dele e seu pé esquerdo repouse sobre o ombro esquerdo dele. Ele pode segurar os tornozelos ou os joelhos dela, para mantê-la firme. Ela cruza as pernas na altura das canelas ou, para um aperto maior, na altura dos joelhos. Mudar a cruzada de pernas ao longo dessa vigorosa sessão excitará os dois. Este é um ótimo ângulo para um observar o outro trabalhar com afinco enquanto o ambiente esquenta.

Embora o homem controle grande parte da ação, a mulher não precisa simplesmente ficar deitada e relaxar. Ela pode contrair o músculo pubococcígeo para ajudar a aumentar a sensação de aperto ao redor da glande ou, se quiser apresentar um show de primeira, estimular os próprios mamilos e apertar os seios todas as vezes que os movimentos dele fizerem um impacto muito gostoso!

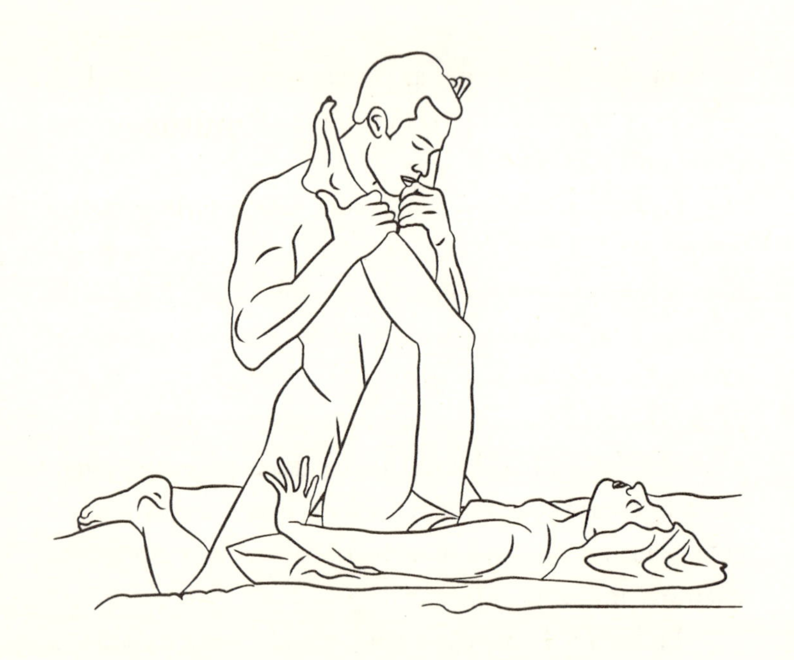

"Portanto, se homens e mulheres agem de acordo com o desejo mútuo, o amor que sentem um pelo outro não diminuirá nem mesmo em cem anos."

— *Kama Sutra*

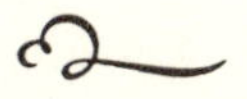

“Oh, Deus!
Destrua apenas o espaço e o tempo,
e faça dois amantes
felizes.”

— Alexander Pope

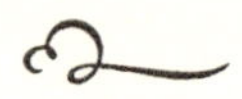

Essa perna é minha ou sua?

Há algumas posições que você experimenta porque está se sentindo acrobático; outras, por causa da yoga; e outras, ainda, porque no meio de toda aquela agarração você consegue se envolver em uma grande (e gostosa) confusão. Esta posição é uma delas!

O homem se deita na cama com os joelhos e os pés ligeiramente levantados. A mulher fica de costas para ele, com os pés apoiados na cama e os joelhos erguidos. Em vez de manter os dois pés entre as pernas dele, ela coloca uma perna entre as pernas dele e apoia a outra na perna direta dele (ou na esquerda, se ela for canhota). O quadril dela fica de frente para a coxa sobre a qual a mulher está apoiada. Uma vez que as pernas do homem estão um pouco erguidas, a coxa dele estimulará o clitóris quando ela assumir o comando da dinâmica retorcida. Ele tem as mãos livres para acariciar o que desejar, enquanto ela usa as mãos para subir e descer sobre ele, ou apalpar as bolas.

Nesse encontro cheio de pernas, ela está no controle. O ângulo dos quadris de ambos é perfeito para obterem uma penetração extremamente profunda. As pernas dele contorcidas e passando por cima dos pontos sensíveis dela ajudarão a atingir esse objetivo.

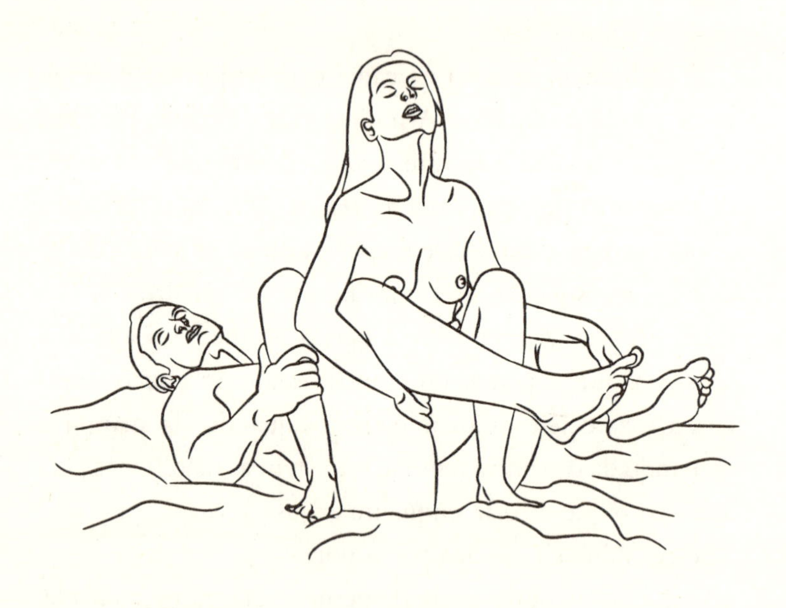

Rolinho devasso

Se o 69 comum é decepcionante (uma vez que, você sabe, ficar de cabeça para baixo sobre alguém enquanto, ao mesmo tempo, desempenha e recebe sexo oral enlouquecedor pode ser muito frustrante), experimente a versão devassa dele!

Esta posição exige um pouco de flexibilidade da parte dela — então, em primeiro lugar, certifique-se de que ela faz alongamento! Ela deita na cama e ergue as pernas, o mais paralelamente possível à própria cabeça. Se ela puder segurar os tornozelos com as pernas esticadas, u-huuu! Caso não consiga, ela não é diferente dos 90% da população sem um doutorado em Flexibilidade, e isso é completamente normal. Segurar a parte de trás dos joelhos também funciona. Ele ajoelha sobre a mulher para que o pênis fique acessível para ela colocar na boca sem que tenha de fazer quase nada. Com um braço de cada lado do quadril ou do bumbum dela, ele cai de boca no pote de mel.

Neste ponto, a estrada se bifurca. Esta posição é espetacular para dar e receber o bom e velho sexo oral, mas também oferece uma oportunidade ímpar de dar atenção à porta de trás. Se vocês estiverem confortáveis com isso, experimentem deixar a língua explorar novos lugares. A parte da frente não é o único lugar repleto de nervos prontos para serem estimulados! Se vocês não se sentem confortáveis nesta posição, ficarem curvados como uma bola enquanto fazem 69 ainda é extremamente sensual. Todo mundo sai ganhando!

Seja moderno e experimente esta inversão de papéis!

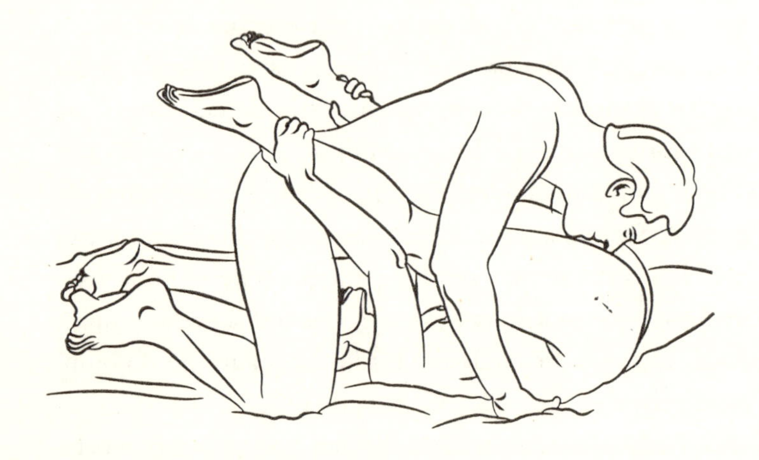

Ousando: sexo anal para iniciantes

Sexo pode ser estranho. Todo mundo tem algo de que gosta, e o sexo anal é uma daquelas coisas das quais ou você gosta muito ou não gosta nem um pouco. Porém, seja você uma profissional experiente ou uma mera iniciante da porta dos fundos, estas dicas a ajudarão a tirar o melhor proveito de sua experiência anal!

Só se você quiser

Sexo anal é o PIOR dos tipos de sexo se você de fato não gosta. Se ficar nervosa ou apavorada, ficará tensa e seu traseiro se trancará como os cofres de um banco. Obviamente, você precisa relaxar e, portanto, precisa tornar o sexo anal o menos estressante (e o mais divertido) possível!

Comece com algo fino

Vibradores, legumes, pênis e outros objetos de tamanho considerável são péssimas escolhas para as primeiras sessões de sexo anal. Em vez disso, comece com algo fino: os próprios dedos. Você também pode encontrar brinquedos eróticos pequenos, feitos para iniciantes, em qualquer sex shop de qualidade; mas, se estiver brincando com uma iniciante de verdade, esteja informado de que se chegar com algo chamado "tampão anal" ou que seja emborrachado e azul, você pode ganhar um olho roxo em vez de horas de prazer! Brinquedos podem ser divertidos, mas certifique-se de obter a aprovação de todos os envolvidos antes de enfiar qualquer coisa no traseiro de alguém!

Use lubrificante

Ah, meu Deus! muito lubrificante. Esse é o principal segredo para o sexo anal gostoso: você não deseja nenhuma fricção quando está dançando o tango da porta dos fundos e, uma vez que o ânus não tem lubrificação natural, é preciso usar lubrificante. Tudo que você não quer quando estiver começando essa modalidade sexual é um traseiro seco; então, lubrifique-o antes de começar.

Comece devagar

Quando experimentar sexo anal pela primeira vez, é melhor ir por etapas. Comece acostumando-se à sensação de ter seu traseiro tocado: você (ou seu parceiro) pode passar lubrificante ao redor do ânus, espalhando-o suavemente. Quando se sentir bem com isso, comecem a pensar em penetração. É melhor deixar a dona do ânus controlar como e quando isso acontecerá; então, uma boa dica para a primeira vez é deixar parado seja lá o que for que você esteja inserindo e dar à dona do bumbum penetrado bastante tempo para se acostumar. Você precisa tomar ainda mais cuidado quando for experimentar sexo anal com um pênis de verdade. Lembre-se de deixar a dona do traseiro no controle das ações — o que significa que não deve haver estocadas ou movimento algum até ela — ou ele — consentir! Bumbuns são ótimos e sexo anal é muito popular, mas precisa ser algo prazeroso para os dois e não um item a ser marcado na "lista das posições sexuais que experimentei". Muitas vezes, experimentar o sexo anal tem mais a ver com as ideias e imagens e com tudo que se refere ao sexual e ao "assunto traseiro". Se você realmente deseja acrescentar uma diversão anal ao seu repertório, certifique-se de que é porque os dois gostam do que estão fazendo!

Agradeça!

Não se esqueça de dizer a seu parceiro ou parceira o quanto ele ou ela é maravilhoso(a). Essa ideia é sempre ótima, mas quando você está experimentando algo novo ou desbravando novas fronteiras no quarto, é muito importante informar a seu parceiro, ou parceira o quanto ele ou ela o/a excita e o quanto você gosta de fazer sexo com ele ou ela. Afinal, todos gostam de receber elogios! Portanto, se seu parceiro ou parceira está aberto à ideia de deixar que o traseiro dele ou dela receba algo, não se esqueça de dizer-lhe o quanto você o/a valoriza por isso.

Capítulo Cinco

Impacto profundo

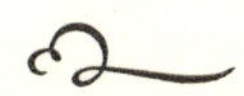

Introdução

Fazer sexo com penetração profunda é algo que precisa ser levado a sério. Essa ideia foi transmitida até nós por nossos antepassados — os romanos ou, talvez, os australopitecos — não porque esse tipo de sexo altera a matemática do sexo (P + V = O), mas porque ele deixa você se sentindo fenomenalmente bem. Esqueça a parte rasa e mergulhe nas águas subterrâneas com esses ângulos profundamente emocionantes.

Noite de abertura

Sessões privadas são sempre os melhores shows. A estreia desta posição será, com certeza, um sucesso instantâneo.

Deitada na cama, a mulher abre as pernas para ele penetrá-la. Fim de papo.

Brincadeirinha! Tem mais! Com a ajuda de um pouco de alongamento diário, ela ergue as pernas formando um grande V. Alongar totalmente as pernas é mais uma questão de exibicionismo do que funcionalidade; então, se ela não for tão flexível, não há nada a temer! (Ninguém espera que o homem seja um acrobata; logo, a mulher também não deve perder pontos por isso!) Dependendo da flexibilidade dela, o homem mantém as pernas da mulher separadas, segurando os calcanhares (para obter uma abertura maior) ou os joelhos dela (para obter uma abertura menor).

Enquanto ele trabalha pesado entre as pernas dela, ela pode se dar prazer. Algumas mulheres pensam que se masturbar durante o sexo levará o parceiro a pensar que ela prefere a própria mão ao pênis dele. Pelo contrário: a frase "Eu estava tão excitada com o pênis dele dentro de mim que simplesmente tive que me masturbar" nunca deveria ser interpretada como qualquer outra coisa senão um tremendo afago no ego dele. Toque-se à vontade.

Naturalmente, esta posição é nota 10 em termos estéticos, mas ela também permite que os dois parceiros se conheçam muito bem!

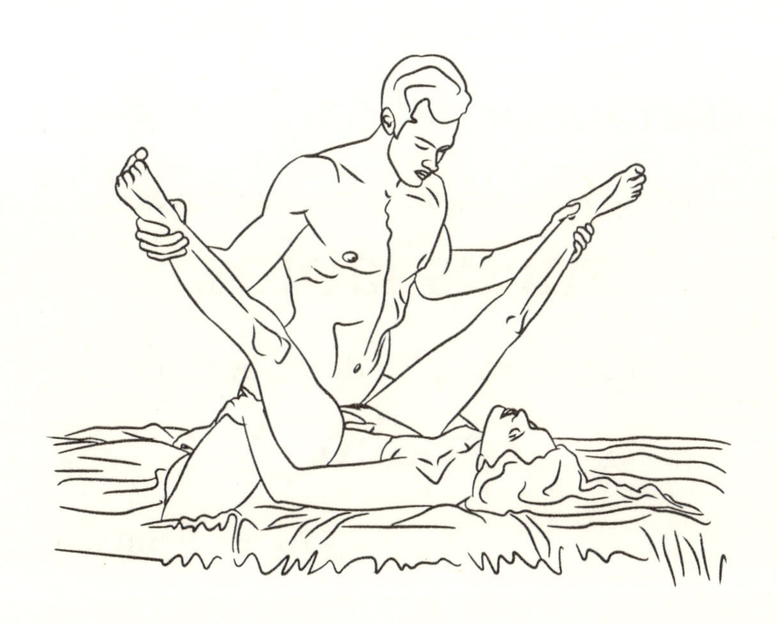

"Ó amor, ó fogo!

Certa vez, com um beijo demorado,

ele sugou minha alma inteira através de

meus lábios,

assim como a luz do sol bebe o

orvalho."

— Alfred Tennyson

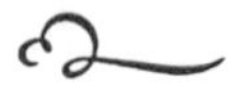

Cinquenta eufemismos lindos para a senhora que se ama

Todo mundo precisa de um toque mágico de vez em quando. Embora possa parecer um esporte dominado apenas por homens, não deve ser novidade para ninguém que as mulheres gostam de um pouco de "amor próprio" de vez em quando. Há diversas frases divertidas que os homens usam para descrever seus momentos solitários, mas sempre fiquei decepcionada com a falta de termos criativos para a masturbação feminina. Basta! Esqueça a "bolinada"; elimine o "fazer carinho na aranha" e desfrute destes cinquentas adoráveis eufemismos para o sexo com a pessoa que você mais ama.

Dourar o lírio
Tocar licka licka
Tocar sanfona
Tocar campainha
Pegar carona para o sul
Passear de monociclo
Ménage à Moi
Passar as dobras a ferro
Dedilhar o clitóris
Dança do dedo
Fazer como os franceses
Cuidar do jardim secreto
Dar um tapa no baixo
Dar tapas no pônei
Cavalgar o unicórnio
Bater bolacha

Apalpar a gruta
Dar uma tacada no
mármore rosa
Vasculhar o Triângulo
das Bermudas
Dar uma surra na
moita
Lapidar a safira
Ler em braille
Espancar a menina
Acariciar o coelhinho
Discoteca de cinco
dedos
Dar dois cliques no
mouse
Jogar pôquer
Ativar o controle
manual
Dedilhar o violino
Golpear com o dedo
Tocar o piano
Cair no buraco do
coelho
Depenar o pato
Acariciar a viúva
Remar a canoa
Esvaziar a mina
Apertar o próprio
botão
Tocar o banjo
Aliviar da virgem
Anular o vazio
Brincar de bambolê
Romanceando a si
mesma
Tocar sebastiana
Explorar o sul
profundo
Separar as pétalas
Noitada em casa com
as meninas
Jogar paciência
Tocar a campainha
Enviar um telegrama
Tocar siririca

Pouso da Águia

Esta é a posição para todos aqueles que são felizes e livres como um pássaro. Em outras palavras, funciona para todos, desde aqueles que têm fetiche por pés até os que quase desmaiam ao se aproximar de um pé estranho.

A mulher se deita de costas, abraçando os joelhos. Ele ajoelha diante dela, no lugar em que se sente mais confortável para se movimentar e chegar à vitória. Em vez de esticar as pernas ou colocar a cabeça entre os tornozelos dela, esta posição simples demanda apenas que a parceira coloque os pés no peito dele. Uma dica: encoste um pé no outro, pois quanto mais próximos os pés estiverem, mais apertado ele se sentirá dentro dela. Ela pode contrair o músculo pubococcígeo para que a tensão ao redor do pênis aumente e diminua, dando-lhe o ritmo de que precisa para acompanhar o entra e sai dele. Essa contração dá uma boa sensação a ambos — contrair aquele músculo ajuda a ter orgasmos!

Essa é uma solução perfeita para experimentar uma variação penetrante das posições que usam os pés.

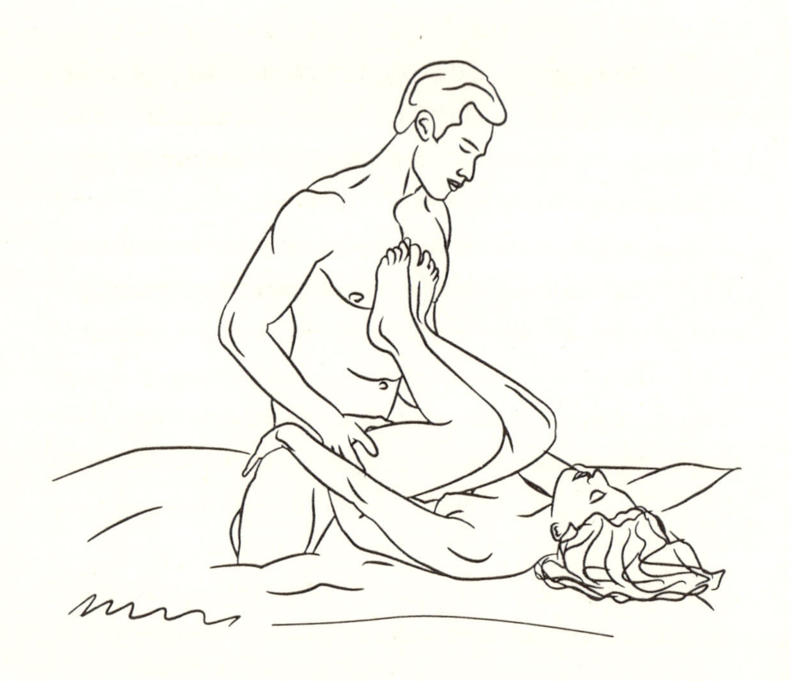

Chave de tornozelo no pescoço

As pessoas eventualmente brincam com a possibilidade de poder passar as pernas por cima da própria cabeça, mas esse é um talento bastante útil. Por exemplo...

Ela se põe de costas na cama, com as pernas dobradas sobre o peito. Esse ângulo a prepara para ele deitar sobre ela. Enquanto paira sobre a mulher, o homem a ajuda a colocar os tornozelos sobre os ombros dele. Ela mantém os joelhos dobrados, assim não haverá necessidade de fazer um alongamento prévio absurdo para se aquecer. É importante que os tornozelos dela estejam confortavelmente colocados ao redor do pescoço dele, em vez de simplesmente repousar as pernas sobre os ombros dele, uma vez que a proximidade dos pés da parceira também proporciona um aperto maior na penetração.

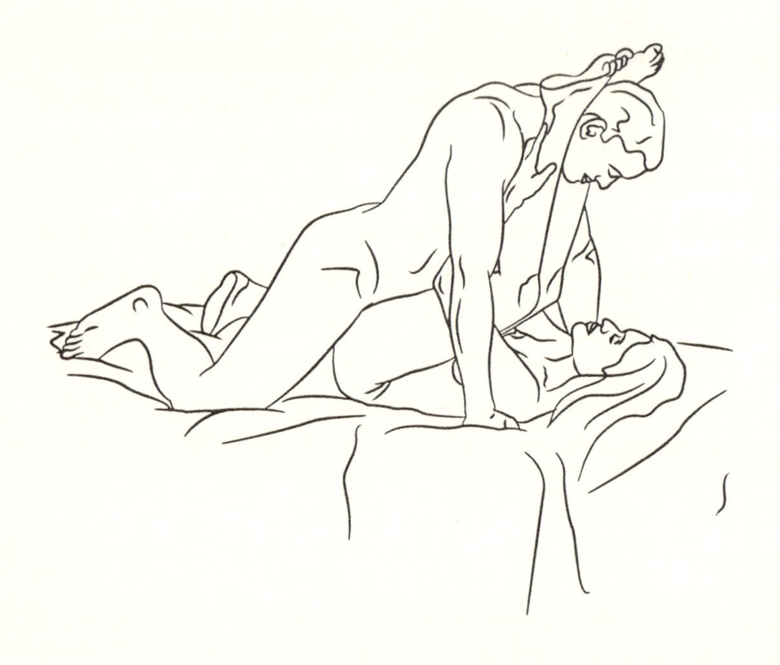

"Seja simples no modo de se vestir e tenha uma dieta sóbria;
Em resumo, meu querido, beije-me, e fique calado."

— Lady Mary Wortley Montagu

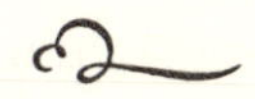

O peso do homem manterá os joelhos da mulher próximos ao peito, o que dará a ele maior profundidade enquanto entra e sai dela. Esta posição permite, ainda, que ambos mantenham contato visual o tempo todo, possibilitando inclusive que ele se aproxime para lhe dar um beijo caloroso. Em tais momentos, no entanto, é preciso tomar cuidado para o homem não colocar peso demais sobre a mulher; de outra forma, os joelhos dela dobrados sobre o peito dificultarão a respiração.

Esta posição oferece uma variação excêntrica para o jogo de pernas devasso!

Chave de perna

Vocês vivem grudados um no outro, um casal perfeito, feitos um para o outro — pelo menos nesta posição!

Ela se deita na beira da cama com uma ou as duas pernas erguidas. Ele fica em pé diante dela, com uma perna firmemente apoiada no chão e a outra sobre a cama, para servir de alavanca. Ao erguer uma das pernas dela e manter a outra confortavelmente ao lado, ele consegue penetrá-la profundamente. Se ela estiver muito excitada, pode agarrar o quadril do homem para puxá-lo para ainda mais perto dela a cada estocada. Se a penetração profunda a deixar excitada, mas não o suficiente para chegar ao clímax, ela pode se masturbar enquanto ele a observa, ou ele pode estimular o clitóris enquanto a penetra.

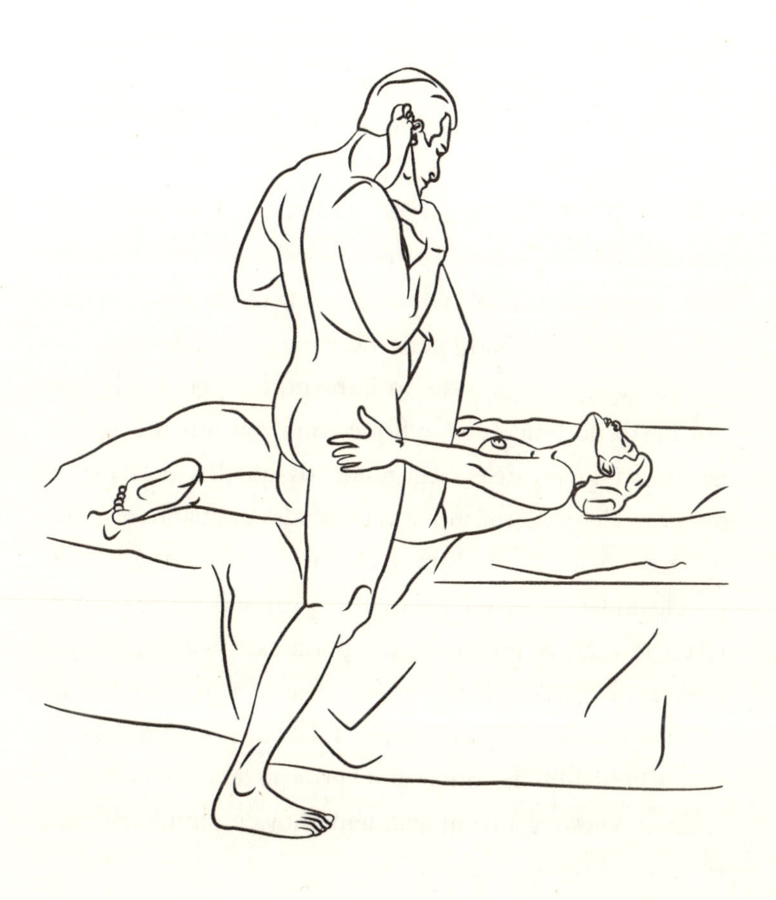

Sapatilha de balé

Em termos simples: esta posição é bem formosa. Como uma sapatilha de balé, ela tem uma aparência bonita e, ao mesmo tempo, desempenha um trabalho muito importante. E, felizmente para você, esse trabalho é o tipo que proporciona orgasmos, não bolhas nos pés.

A parceira fica de quatro, enquanto ele se ajoelha por trás dela. Ele ergue uma perna de modo que seu pé repouse sobre a cama (ou chão, telhado, seja lá o que for). Ela eleva a perna do mesmo lado para trás e para cima, de modo que a coxa fique sobre a coxa do homem, e a perna dela passe por baixo do braço dele e fique confortavelmente apoiada na coxa erguida dele. Segurando os quadris dela para se orientar, ele pode controlar as estocadas enquanto ela estica os braços à sua frente para se apoiar. Com a perna levantada, ele poderá penetrá-la com mais profundidade e o clitóris receberá mais estimulação. Ele pode usar esse ângulo para apalpar os seios ou, se não estiver com vontade de ser muito carinhoso, pode dar umas puxadinhas nos cabelos dela.

O trabalho de pernas desta posição dá ao estilo cachorrinho uma estética completamente nova e, simultaneamente, uma sensação excelente.

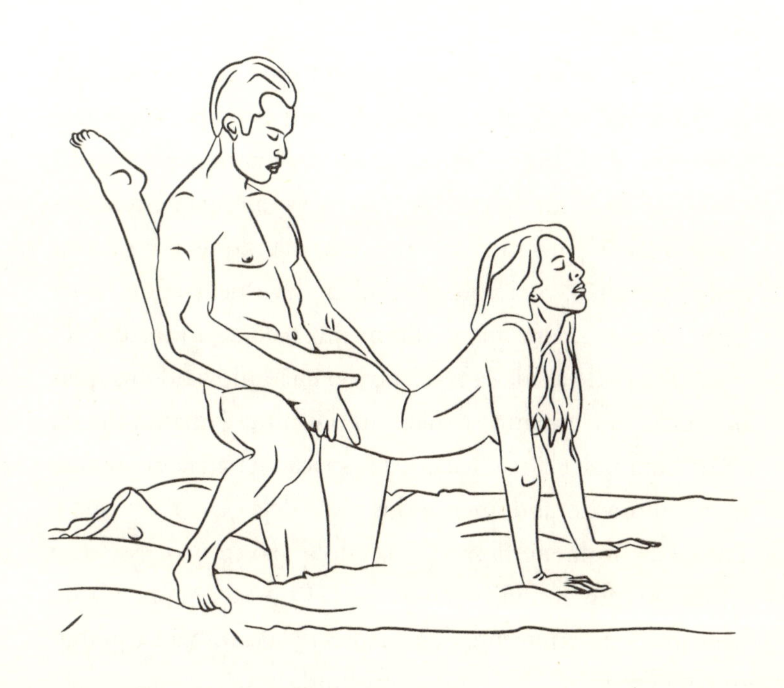

Alongamento caseiro

Não existe nada melhor para começar o dia do que um bom alongamento ou uma ótima sessão de sexo, não é? Errado — a melhor forma de despertar é com uma gostosa combinação dos dois!

Primeiramente, ela se deita e coloca a cabeça para fora da cama. Ele se ajoelha à frente dela e a empurra enquanto a penetra. A melhor maneira de se movimentar nessa posição é fazê-lo naturalmente — ela deve se alongar, estendendo os braços para fora da cama e apoiando as pontas dos dedos no chão. Sua coluna lombar deve ficar apoiada na beira da cama para que nenhum músculo seja forçado demais. Ele pode ajudá-la a alcançar o chão movendo os quadris dela; no entanto, o mais importante é mantê-los na cama para que ela não caia. Esta posição dá a ele uma visão maravilhosa do abdômen e dos seios dela. Uma vez que a cabeça da mulher está mais baixa do que o tronco, esse sexo matutino aumentará o clímax dela. O posicionamento do homem (bem em frente dos quadris dela) também é perfeito para fazer uma penetração profunda.

E, é claro, não há necessidade de restringir esta posição as manhãs. Alongue-se o dia inteiro!

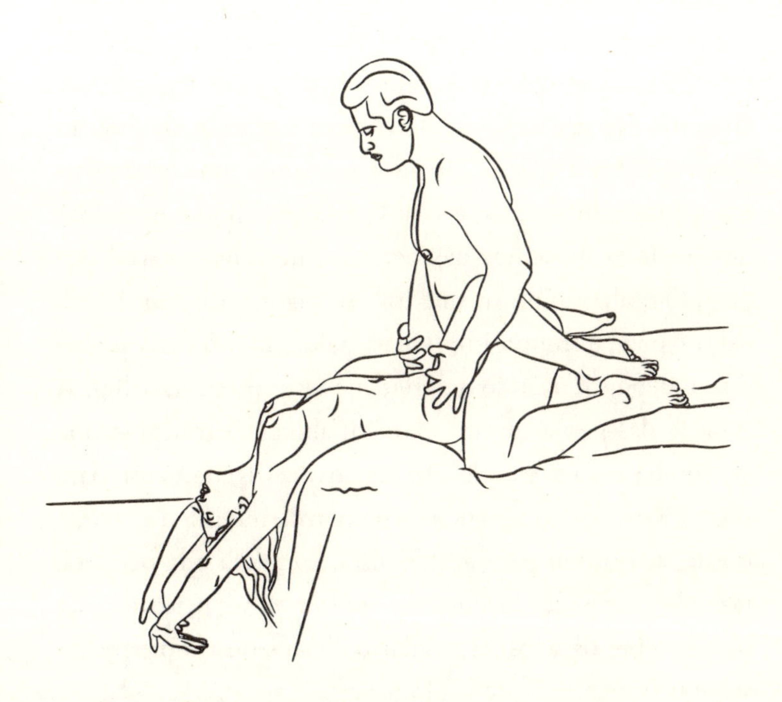

Posição do goleiro

Já que esta é uma das posições mais importantes no futebol, não surpreende nada que a posição do goleiro seja prática em um jogo diferente.

Quase tudo que o homem precisa fazer é deitar de costas e curtir a paisagem. Enquanto ele se deita de barriga para cima, ela se agacha sobre ele com os joelhos próximos ao próprio peito e os pés apoiados na cama. Mas lembre-se: não é suficiente apenas se sacudir e parecer linda. A mulher deve usar os músculos das pernas o máximo possível, erguendo e abaixando os quadris em vigoroso ritmo. Se ela cansar, pode diminuir um pouco, pairando sobre os quadris dele e depois deixando a gravidade fazer o seu trabalho. A posição das pernas dela a mantém aberta, permitindo que ela receba toda a glande. Ao inclinar-se ligeiramente para trás, a ponta do pênis encosta na parede interna da vagina, o que será ótimo para ambos. Enquanto ela está ocupada fazendo o trabalho árduo, ele pode usar as mãos ociosas para apalpar os seios, estimular o clitóris ou simplesmente segurar firmemente a cintura dela.

Abrace o esporte das multidões e marque uns gols com ela nesta posição privilegiada.

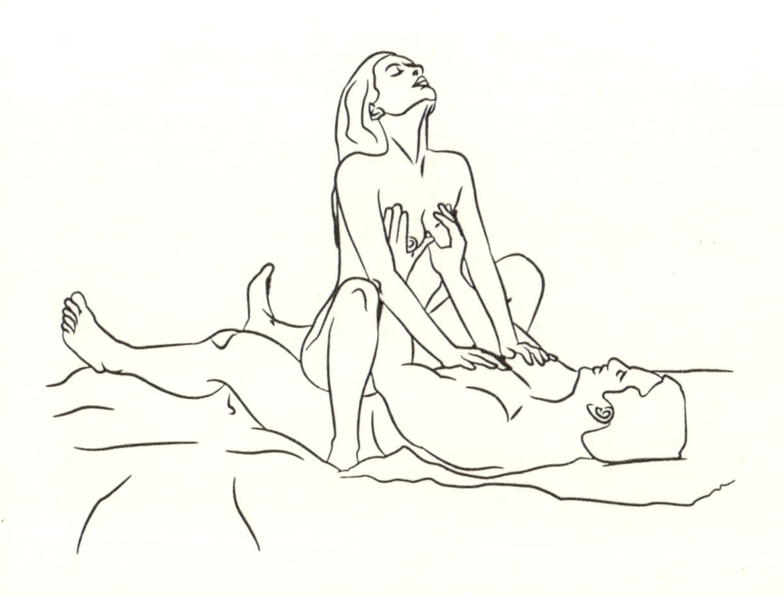

Capítulo Seis

Curso de extensão

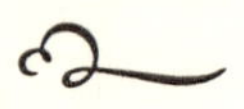

Introdução

As posições aqui descritas são para as pessoas cujo desempenho supera todas as expectativas. Você sabe muito bem se é ou não uma delas. Cada uma das posições é fisicamente possível, embora sejam exigentes do ponto de vista atlético. Apenas uma pequena observação: em qualquer posição que envolva erguer o parceiro, é preciso tomar cuidado para não deixá-lo cair de cabeça.

Se, por natureza, você for melhor do que qualquer um em tudo, essas posições devem ser fáceis. Para o restante de nós, esses movimentos são algo para se aspirar, fantasiar e gastar centenas de dólares fazendo yoga Bikram. Porém, mesmo que você tenha *certeza absoluta* de que não consegue se curvar dessa forma, tente fazer esses movimentos. Afinal, quem sabe? Talvez algum dia você consiga trepar de cabeça para baixo!

De cara para a parede

Esta é para quando vocês tiverem sido muito maus — portanto, fiquem de pé contra a parede! Vocês precisarão ter um bom equilíbrio para fazer esta posição, e a mulher precisará de pernas fortes para ficar em pé por muito tempo enquanto ele a penetra de baixo para cima!

O homem se deita no chão com a cabeça apoiada em um travesseiro e os pés erguidos e apoiados na parede. A mulher se senta de pernas abertas sobre ele, ao mesmo tempo em que pressiona o corpo contra as pernas do homem e empurra a parede com as mãos. Ela pode controlar a velocidade e a profundidade dos movimentos elevando e abaixando os quadris, segurando os tornozelos do parceiro para fazer tração caso necessário. Ele pode ajudar apoiando o traseiro dela com as mãos livres, mas a mulher, definitivamente, ainda precisará fazer muito esforço! De seu posto embaixo, ele tem uma excelente visão de tudo, e ela faz uma verdadeira sessão de ginástica.

Se você puder continuar em pé por tempo suficiente para se instalar no lugar apropriado, já ganhou metade da batalha. No entanto, se conseguir dominar plenamente essa posição, ela lhe dá muito controle sobre a velocidade e a profundidade das estocadas. Se o devagar e sempre for de seu gosto, esta é a melhor posição para você experimentar!

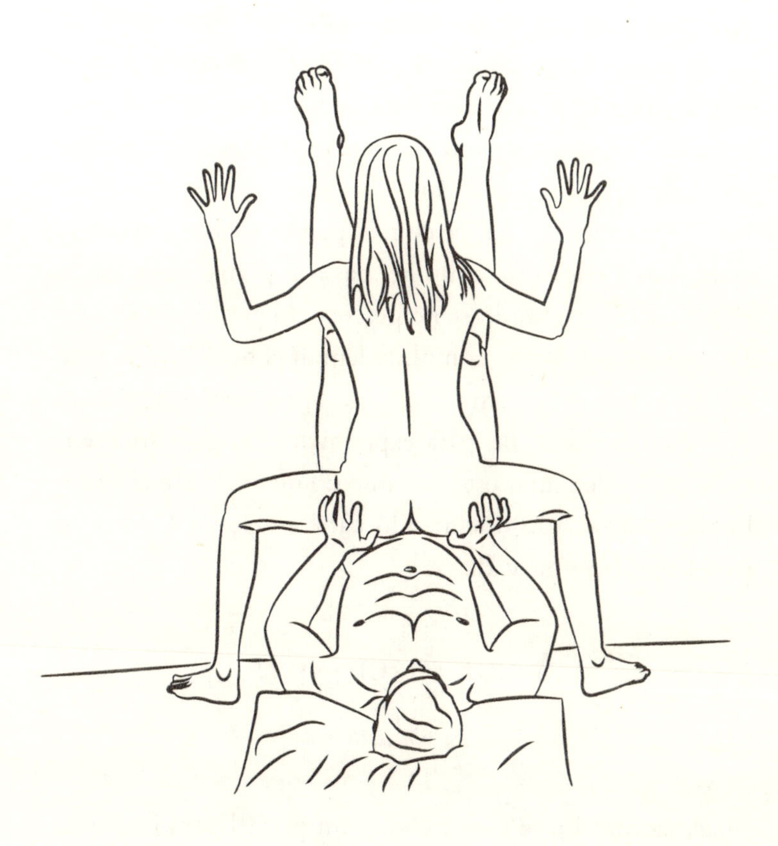

Arco do triunfo

Esta posição com entrada por trás surpreenderá você — se conseguir ficar em pé por tempo suficiente para realizá-la! Ela demanda força, equilíbrio e muita flexibilidade. É preciso ter uma lombar muito forte para abaixar dessa forma; portanto, se você precisar de ajuda, pode usar acessórios para "alcançar" até a posição.

O homem fica em pé com as pernas abertas e apoia os quadris dela enquanto a mulher passa as pernas ao redor da cintura dele, segurando-se no pescoço do parceiro. Quando ele estiver dentro dela, a mulher lentamente se inclina para trás até as mãos tocarem o chão. Ele a penetra nessa posição.

Arqueie as costas para experimentar ângulos diferentes. Você pode tentar este movimento quando estiver se colocando na posição, inclinando para trás sobre a cama ou para baixo em uma cadeira.

A contorcionista

Você não precisa se torcer como um pretzel para fazer esta posição, mas ela pode deixá-la torcida e fazê-la gritar! É um desafio, mas também é muito divertido. É preciso ter músculos fortes nos ombros, nas costas e na lombar para realizar este movimento; assim, tome cuidado se você andou faltando às aulas de ginástica.

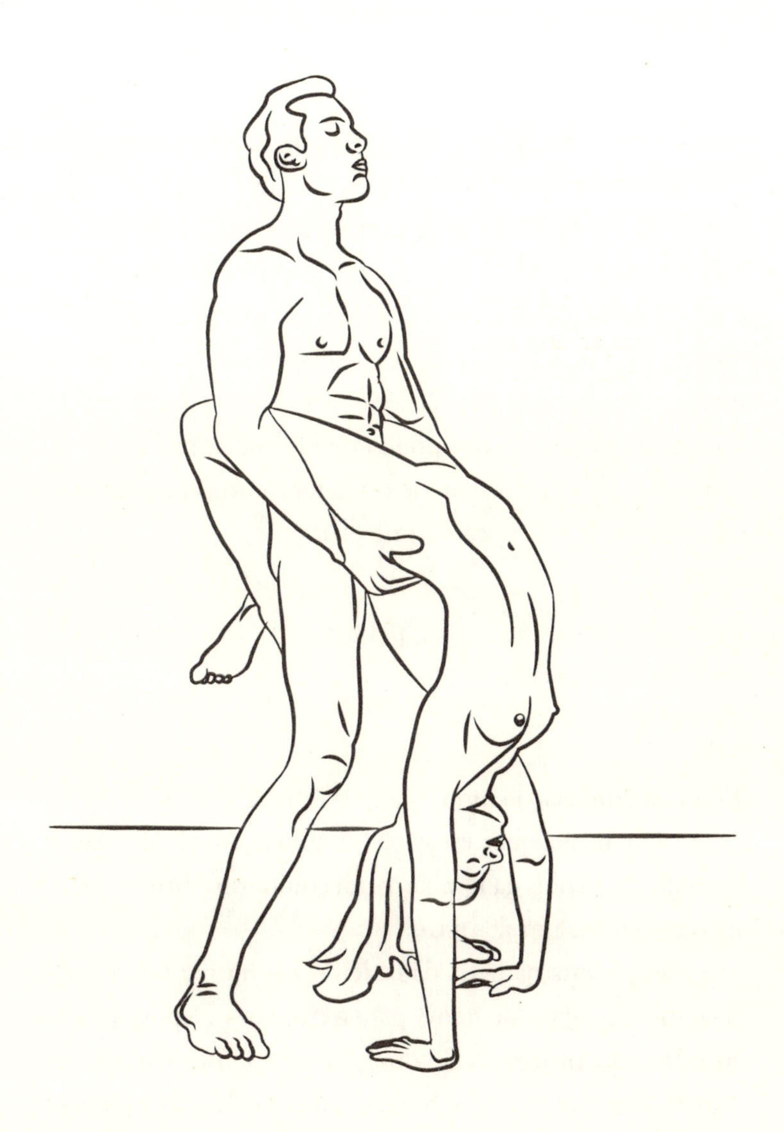

A mulher começa em uma posição de flexão, com as coxas sobre o colchão e o tronco apoiado pelas mãos no chão. Ele se posiciona entre as pernas dela, virando-a para um dos lados e erguendo uma das pernas dela até seu ombro e suportando o peso do corpo dela com as mãos que a seguram pelos quadris.

Esta posição de lado proporciona um ajuste apertado enquanto vocês lutam para permanecer em pé; portanto, vale a pena tentar! Já que o homem mantém os dois pés no chão, ele estará, em grande parte, no controle desse movimento. Se vocês gostam de estocadas fortes, e um ritmo mais acelerado, esta posição é uma boa opção para vocês. Porém, se gostam de um pouco de violência, precisarão se controlar: se as estocadas dele ficarem entusiasmadas demais, ela pode acabar caindo no chão.

O trenó

Também conhecida como "gangorra", esta posição pode ser divertida em qualquer estação! Mas, atenção: ela demanda força dos músculos da lombar, bom equilíbrio e firmeza para agarrar as mãos um do outro!

Ele se senta na beira da cadeira. Ela monta nele e senta-se sobre o pênis, de frente para o parceiro. Depois, quando estiverem prontos, ela começa a se inclinar para trás e coloca as pernas unidas sobre os ombros dele. Ela segura as mãos do parceiro enquanto se deita sobre as pernas dele, o que também evita que escorregue do colo do homem.

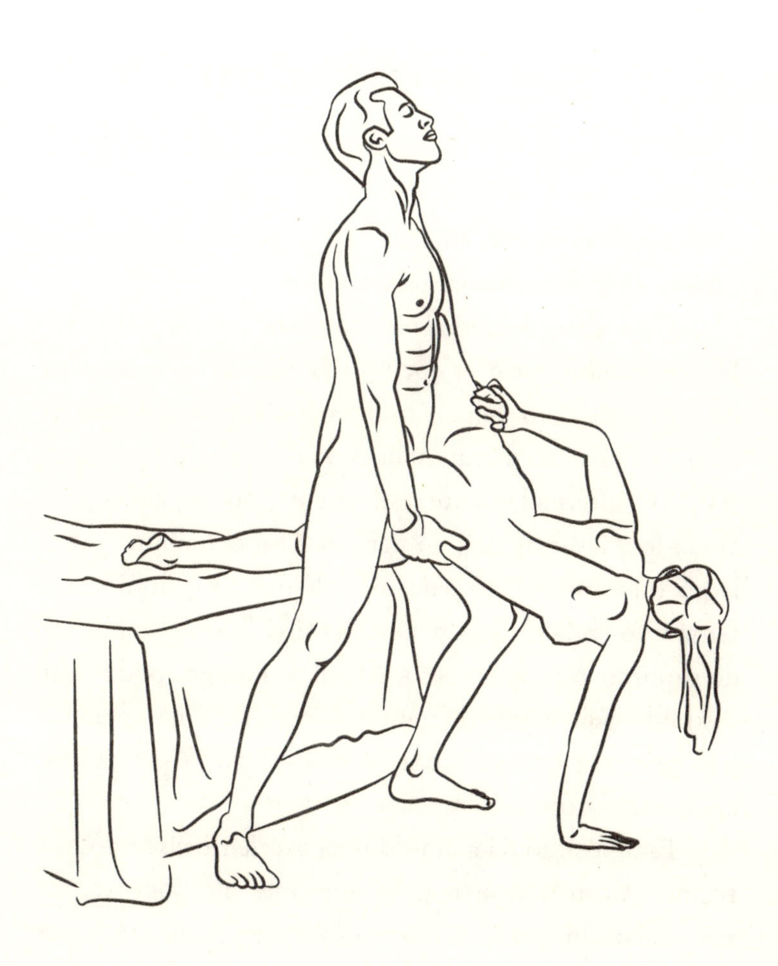

Quando estiverem na posição, ela pode usar as pernas para se apoiar nele enquanto ambos usam as mãos para obter alguma fricção ao lutarem contra a gravidade.

Caminhar na prancha

Os piratas são os bad boys do mar. Portanto, agarre o seu marujo e faça-o caminhar na sua prancha!

Ela se deita de costas na cama com as pernas abertas. Ele se ajoelha entre os joelhos da mulher e levanta os quadris dela até o dele. A mulher apoia o tronco com as mãos, na posição de caranguejo. Para ajudar no processo ela pode, alternadamente, esticar e dobrar as pernas para ajudá-lo a levar os dois ao paraíso. O movimento embalador (tão apropriado para marinheiros!) vai diminuir a tensão nos braços dela para não cansá-la demais por ter de suportar o próprio peso. Afinal, o homem pode ficar distraído pelo pênis dele estar dentro de uma vagina e não perceber que seus braços estão doendo por ter de apoiar seu corpo.

Esta posição dá a ambos uma excelente visão do horizonte! Com o tronco dela alongado, ele pode ver os seios balançando durante as estocadas; ela pode admirar o tronco dele e os dois podem assistir ao show de mágica "agora você vê tudo, agora não vê nada!" que acompanha o movimento.

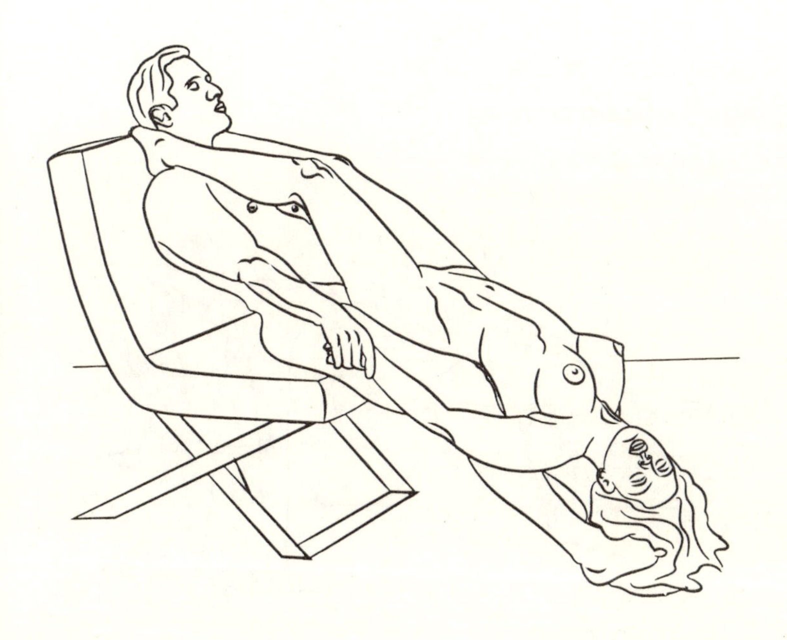

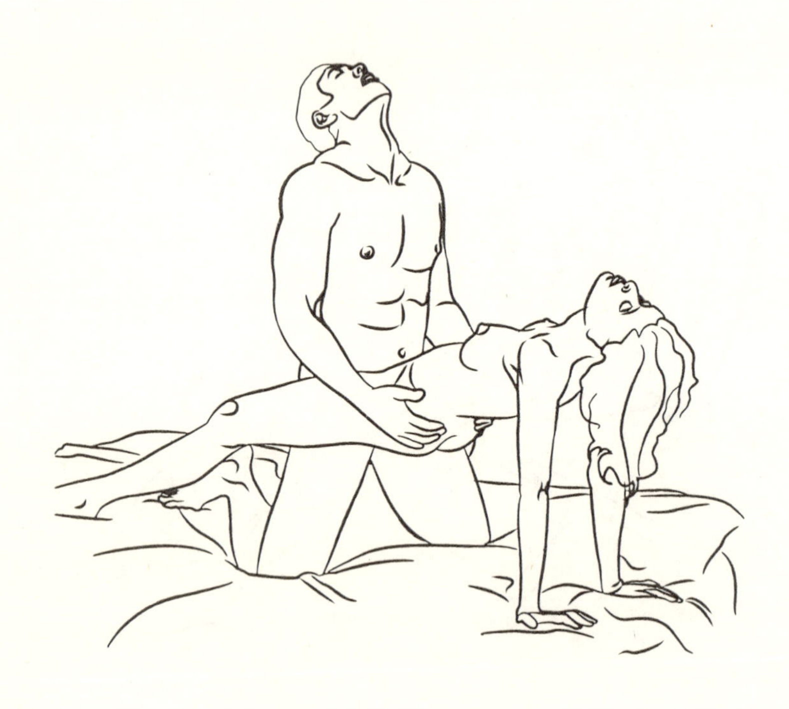

Não me solte nunca

Segure firme nesta oscilante posição!

Sexo em pé pode ser um desafio e, mesmo que você tenha um homem de aço à mão para fazer o trabalho pesado, a logística pode ser limitadora. Esta posição proporcionará o melhor do sexo em pé — com um pouco de impulso adicional.

Ele fica em pé com uma perna esticada e apoiada no chão e a outra escorada em um banco forte ou em um pufe. Ela sobe no homem, segurando firme nos ombros e passando as pernas ao redor do tronco. Após começarem a se movimentar, ela se inclina para trás e ele aperta a lombar dela.

Ele pode usar as mãos que a apoiam para apalpar e acariciar o traseiro da mulher enquanto ela arqueia as costas, afastando-se dele: os movimentos dela aproximam os quadris para mais perto do dele, o que lhe proporciona uma entrada mais apertada. Nesta posição vocês nunca desejarão se soltar um do outro!

Caçador de tesouro

Toda praia nos Estados Unidos tem um — o sujeito com fones de ouvido e detector de metais, vagando em busca de tesouros enterrados. (Sério, ONDE ele comprou aquilo?) Para os que são menos proativos em relação a encontrar

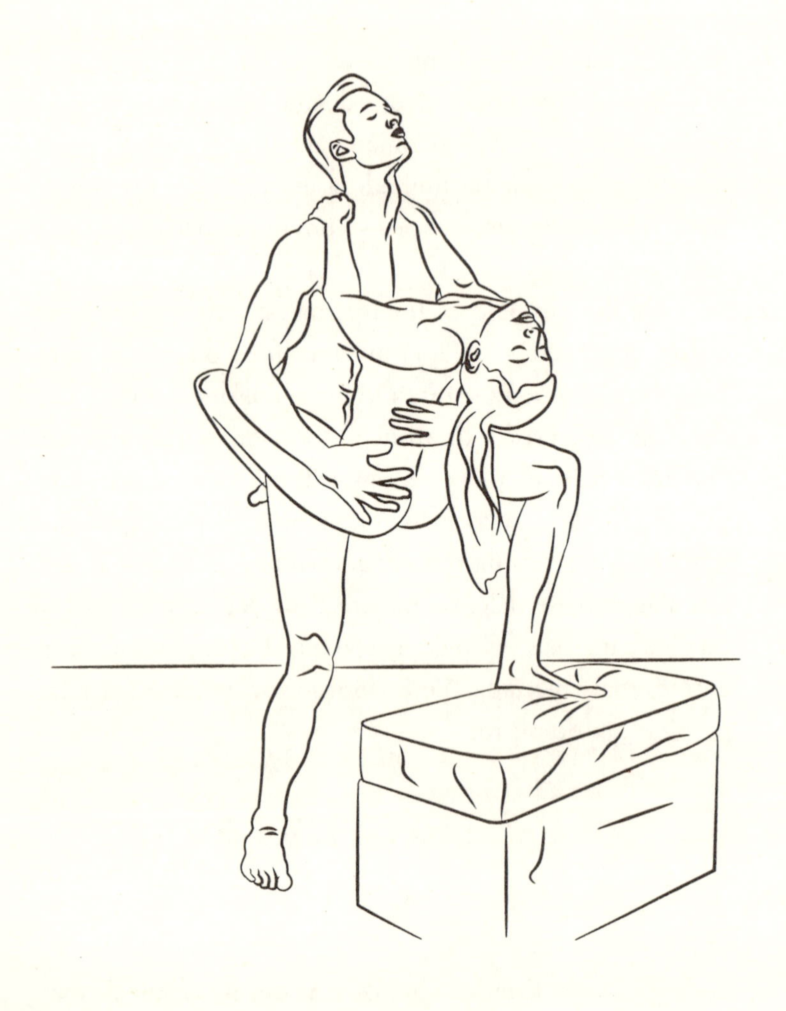

bens valiosos em grandes montes de areia, e para os mais interessados em apenas ficar pelado, esta posição, pelo menos, permite que vocês realizem a própria caça ao tesouro.

Ela coloca as mãos espalmadas no chão, como se estivesse fazendo flexão de braço. Ele fica por trás dela e ergue as pernas da mulher, apoiando os quadris nas coxas dele. Após envolver a cintura do homem com as pernas, ela apoia os calcanhares confortavelmente sobre as omoplatas dele. (As canelas e os pés devem ficar paralelos às costas do homem.) Para facilitar, ele se inclina para a frente, segurando a cintura dela. É importante que ela permaneça solta e flexível durante esta posição. Se a mulher estiver rígida demais, com os braços imobilizados, ele pode machucar as costas dela com suas estocadas.

Ambos devem se movimentar para tornar esta posição o tesouro mais excitante que se pode encontrar em uma praia.

Cinco formas excitantes de fazer aquecimento

Todo mundo pode aproveitar o sexo, mas para fazer sexo insano e superacrobático é preciso estar em excelentes condições físicas. Estar em forma faz tudo ficar melhor: exercícios podem dimi-

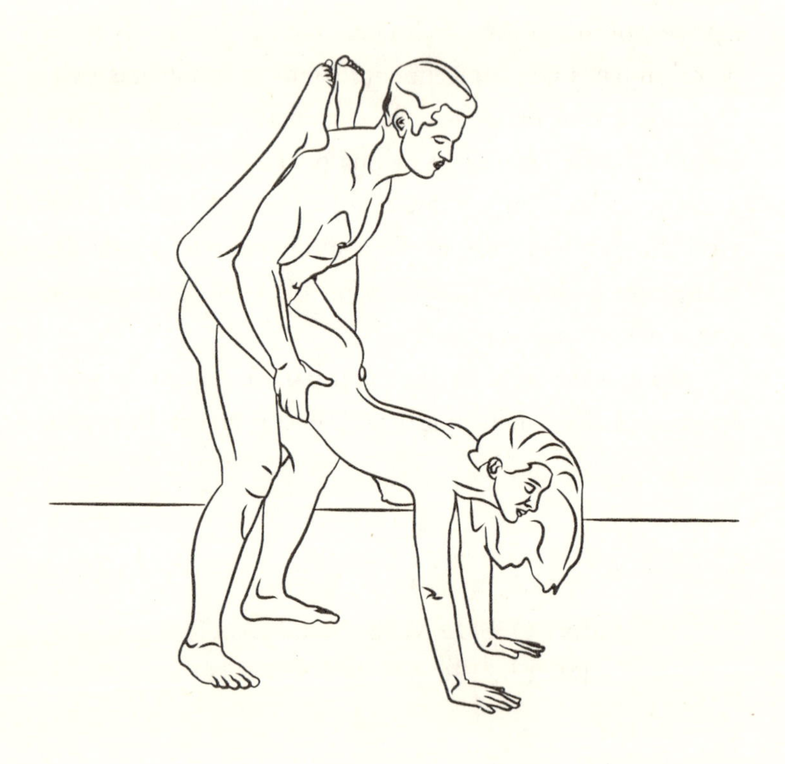

nuir a depressão; dar-lhe mais energia; ajudar você a comer melhor e até mesmo lustrar seu carro (está bem, talvez não a última opção). No entanto, fazer exercício é enfadonho e chato, pelo menos na minha humilde opinião. Assim, apresento algumas opções mais legais.

Dance

Qualquer tipo de dança serve. Dançar é algo incrível: é arte, exercício e é o que seu corpo faz automaticamente sempre que alguém coloca alguma música que você gosta. Se deseja que a dança faça parte de sua rotina de exercícios, você pode se inscrever em aulas para aprender de tudo, desde balé clássico a algo nada clássico, como *pole dance*, que está na moda, ou também a dança do ventre. Se nenhuma dessas opções fizer o seu estilo, certamente existe alguma aula de dança que se adeque a você. Portanto, procure alguma escola de dança na vizinhança.

Se você prefere dançar sem que haja alguém olhando, pode aprender alguns movimentos em vídeos on line, ou com determinados videogames que têm a dança como tema. Ou, ainda, pode ligar o rádio e dançar sozinho: não fique constrangido com seus movimentos antiquados, do ensino médio. O importante é que você rebole, sacuda, retorça, grite e faça o sangue circular enquanto dança.

Tire a roupa e mexa-se

Qualquer um que tenha nadado nu sabe que ficar sem roupa torna tudo mais excitante. Por que não incorporar isso à sua rotina de exercícios? Talvez seja melhor fazer ginástica sem roupa em casa — embora haja algumas academias que aceitam membros nus.

Alguns exercícios funcionam melhor do que outros quando se está *au naturel.* Tudo que envolva muito movimento, como correr, fazer polichinelo ou pular corda, pode ser doloroso quando se está nu, porque esses exercícios fazem as partes apetitosas balançarem. Isso não é divertido nem confortável. Exercícios que envolvam movimentos lentos são ótimos para quando se está pelado(a): experimente fazer alongamentos, abdominais ou outros exercícios para a lombar. Se você gosta de yoga, faça sua rotina de movimentos com um componente a mais: fique nu(a)! Passar tempo nu(a) lhe dará a chance de se sentir confortável com seu corpo, o que é necessário para uma excelente relação sexual! Portanto, tire a roupa e, depois, faça vinte flexões!

Entre em competições

Se você está tendo problemas em se motivar, pode precisar do empurrãozinho que um pouco de concorrência lhe dá. Isso funciona melhor com um parceiro, mas esse também é o caso das posições deste livro; então, você provavelmente já escolheu alguém.

Você pode fazer uma atividade competitiva escolhendo um jogo tradicional, como basquete ou corrida — seja a pé ou de bicicleta. Se suas habilidades competitivas são mais do tipo digital, você pode ainda fazer o espírito competitivo funcionar a seu favor: faça regras novas para suas sessões de videogames com penalidades que envolvam fazer flexões como castigo para o perdedor. Você pode, inclusive, transformar isso em um jogo: faça com que diferentes ações "custem" diferentes tipos de exercícios. Ou pode usar um baralho para escolher um exercício aleatório sempre que seu personagem morrer: simplesmente determine para cada naipe um exercício (por exemplo, copas são abdominais; espadas são flexões; ouros são polichinelos e paus são pranchas); depois, quando você tirar uma carta, faça a quantidade de exercício cujo número constar nela. Portanto, se você tirar um seis de copas, tem de fazer seis abdominais!

Brincadeira de criança

Vasculhe a garagem para encontrar acessórios divertidos e tornar os exercícios físicos menos enfadonhos. Há diversos itens que podem fazer seu coração acelerar, mas que não parecem envolver qualquer exercício físico. Encontre seu frisbee e crie um jogo que envolva os dois ou saia driblando uma bola de futebol por um tempo. Melhor ainda, encontre seu bambolê e entre em forma rebolando! Pegue um giz e brinque de amarelinha na calçada de sua casa, ou pule corda e exiba suas habilidades variando os estilos. Encontre algo que faça você desejar se mexer e depois persista com essa atividade!

Faça sexo selvagem!

Sexo queima calorias. Você sabia? Todo mundo devia saber disso: sexo não é apenas gostoso, é bom para a saúde! Dar uma boa trepada ajuda a aliviar o estresse, reduz a dor e aproxima os parceiros um do outro. Portanto, quando vocês estiverem sendo depravados, não se esqueçam disso! Qualquer posição pode fazer seu sangue circular com mais força, mas aquelas que fazem você se movimentar para valer são as mais eficazes. Quanto mais você rala e rola, mais saudável será!

A TRAPEZISTA

Este ato circense vai virar sua cabeça quando você o dominar. A princípio, a posição parece que não vai funcionar, mas se você inclinar a cabeça e virar o livro de cabeça para baixo, verá como tudo se encaixa. Ambos precisam de muita força para ficar nessa posição; logo, será necessário se preparar aos poucos para ela!

O homem apoia os cotovelos em uma cadeira ou em um pufe, estendendo as pernas para trás na posição de prancha. Ela deita sobre um travesseiro no chão e aproxima suas partes íntimas das dele. Em seguida, ela ergue as pernas abertas e as joga por trás da cabeça, se enrolando enquanto pressiona as mãos espalmadas no chão.

Ela fica dobrada ao meio, e as estocadas lhe dão uma sensação diferente!

Entretanto, enquanto você está desfrutando da estripulia, não se esqueça da posição do pescoço dela e de sua própria lombar, uma vez que ambos ficam vulneráveis nesta posição.

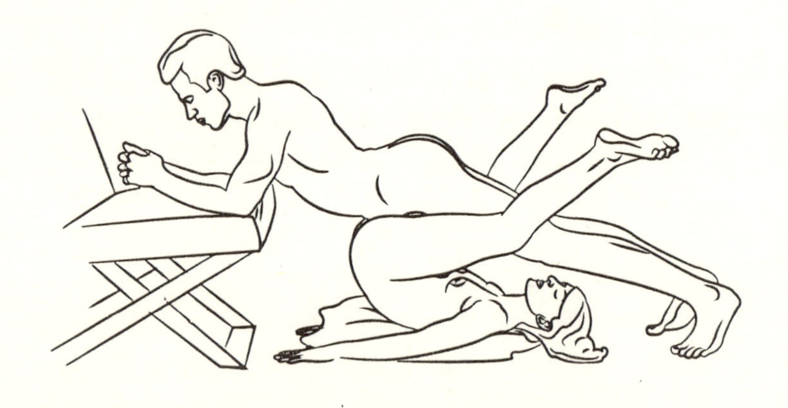

Torre inclinada

Ele vai inclinar sua Torre de Pisa! Esta posição é como a derrubada derradeira da confiança, então não deixe de fazê-la! Ela exige muita força por parte dele para apoiá-la com segurança; portanto, o homem precisa se alimentar bem!

Ela deita em um travesseiro no chão. Ele fica em pé diante dela, enquanto puxa e apoia os quadris da mulher sobre as coxas, mantendo as pernas dela esticadas atrás dele. Ele se inclina até ficar na altura certa para penetrá-la. Ela se alonga para manter o corpo reto e rígido. (Como o velho jogo da festa de pijama: "Leve como uma pluma, duro feito uma tábua", se ela permanecer rígida, fica muito mais fácil para ele sustentá-la!) Ela pode segurar as panturrilhas dele para obter mais apoio, enquanto ele dá estocadas para a frente e para baixo.

Esta posição pode cansá-la rapidamente (ou dar-lhe um torcicolo), mas é muito divertida enquanto dura. Mantenha as estocadas lentas e profundas para fazer um bom uso do ângulo e desfrute das novas sensações apertadas.

Ponte para o paraíso

Exiba toda a sua flexibilidade com esta posição de sexo oral visualmente estimulante. O desafio é permanecer na posição enquanto ele a enlouquece!

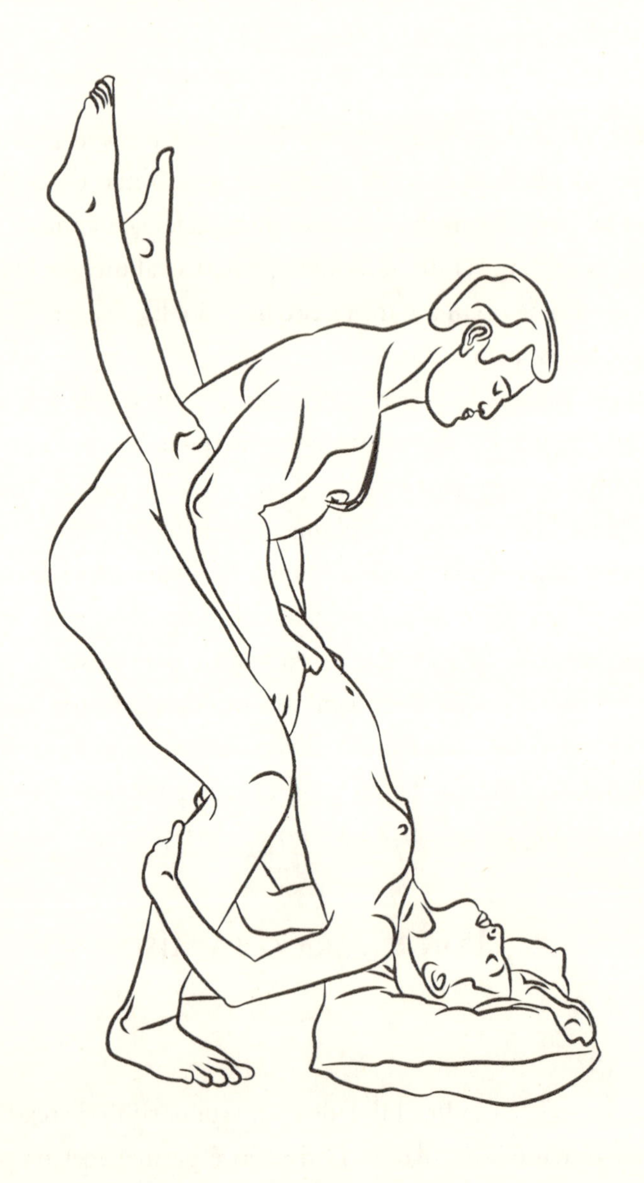

Ela age de forma bem convencional, como se estivesse na aula de educação física do ensino médio e se coloca na posição de "ponte" clássica, apoiada no chão. Ele ajoelha entre as pernas dela e as segura firmemente para se apoiar melhor. Veja o quanto você consegue chegar perto do paraíso antes que essa ponte desabe!

Bola de canhão

Imagine que ele está se preparando para decolar: alçar voo exige coordenação, muita força nas coxas e boa capacidade de levantamento por parte do impulsionador dela.

Ela se deita sobre um travesseiro no chão, ergue e joga as pernas para trás da cabeça. Ele fica em pé e se senta de costas para ela, penetrando-a.

Essa configuração criativa dá a ela uma visão rara do lindo traseiro dele, e ele tem um bom controle de suas estocadas. Se ela começar a escorregar do travesseiro, pode agarrar os tornozelos dele para obter mais tração.

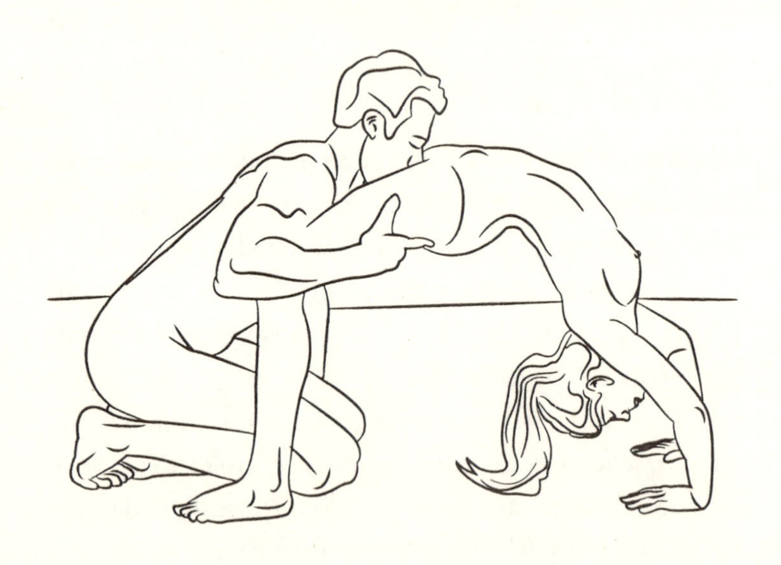

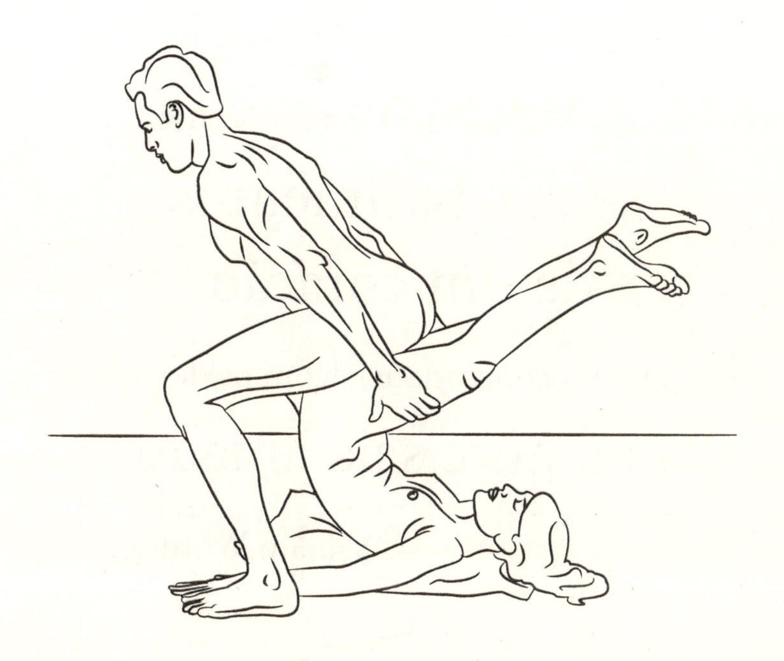

"A verdadeira beleza

reside nos recintos mais profundos,

cujo véu não é removido

até que os batimentos

de um coração

estejam em concordância com os de outro,

e o amante seja amado."

— William Wordsworth

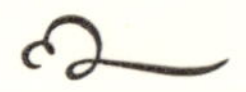

Mais cinco outras formas de brincar: excitantes posições de sexo oral para experimentar

Você está procurando por mais posições divertidas? Eis outras cinco configurações conjugais que deixarão vocês loucos. Experimente estas excitantes posições de sexo oral e veja se você encontra uma nova maneira favorita de ir lá embaixo!

Cobertura total

Nada dessa idiotice de 69, você deseja toda a atenção dele quando ele estiver fazendo você gozar com a língua. Com o homem concentrado, você pode lhe dizer exatamente o que deseja — ou, uma vez que ele está na primeira fila, você pode simplesmente mostrar a ele!

O homem se deita na cama. Ela senta de pernas abertas sobre a cabeça dele, apoiando o tronco com as mãos espalmadas mais acima da cabeça dele. As mãos do homem ficam livres para passear pelo centro prazeroso dela, para lhe dar palmadas ou beliscar os mamilos. Ela tem as mãos livres para se agarrar na cabeceira da cama e gritar quando ele atingir o ponto certo.

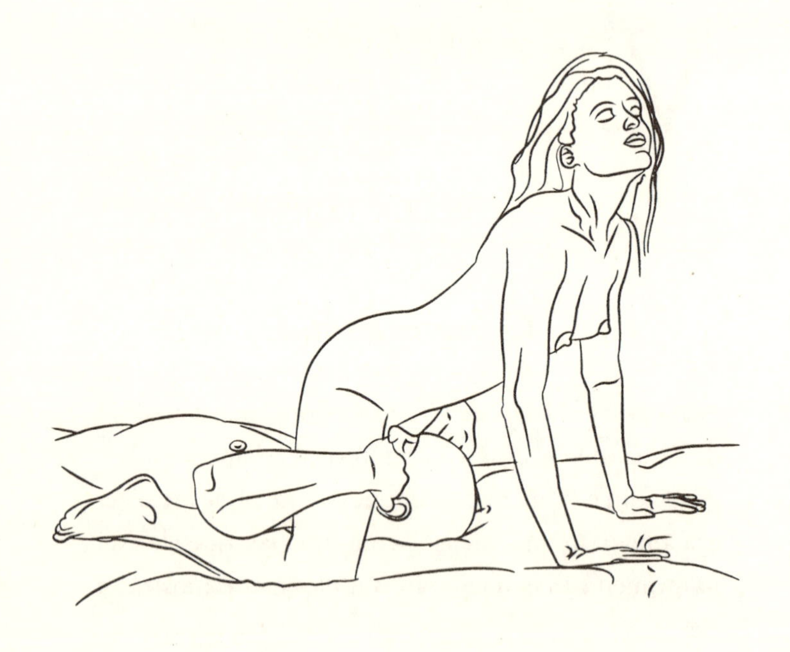

Uma vez que ela está por cima, ela controla o ângulo e a profundidade das estocadas dele. Ela pode inclinar os quadris para ajustar a posição ou para mostrar-lhe onde quer um pouco mais de carinho. Uma vez que toda a atenção dele está concentrada nela, ela pode dar instruções e dizer-lhe o que deseja.

À vontade

Está com torcicolo? Então, esta é uma posição excelente e muito gostosa para variar o boquete. Ele deita na cama na clássica posição "à vontade". Ela se ajoelha no chão com o tronco apoiado na cama. (Se sua cama é muito alta, experimente usar o sofá!) Ela coloca o braço entre as coxas dele para puxá-lo para mais perto.

Nesse ângulo, ela fica com as mãos livres e tem total acesso ao pênis, bolas e traseiro. Aliás, não somente isso. Ela tem ao seu dispor graduações de ângulos possíveis para fazer sexo oral: ela pode chupá-lo de lado para provocar uma nova sensação apimentada; ou, com um ligeiro reposicionamento, pode colocá-lo em uma posição de entrada frontal mais tradicional; ou pode deslizar até o pé da cama e vir subindo, beijando-o e acariciando-o enquanto ele a observa. Do lugar privilegiado que ocupa na primeira fila, e desde que esteja confortavelmente reclinado, suas mãos ficarão livres para guiá-la bem até onde ele deseja que ela vá. Lembre-se de que a melhor maneira de assegurar que o sexo oral não será desconfortável é alternar a posição antes de se machucar pela fricção com o carpete; portanto, se estiver entediada, mude tudo e veja se ele gosta quando você tentar algo novo!

Chá de cadeira

Esta posição a fará florescer num piscar de olhos, mas é melhor trabalhar rápido, porque ela é uma façanha de equilíbrio, e é mais difícil do que parece!

Ela se encosta à parede. Ele se senta no chão com as pernas cruzadas, bem diante dela. A mulher ergue uma perna e a coloca sobre o ombro do homem enquanto ele coloca a cabeça entre as pernas dela.

Apoiada no ombro dele, ela pode puxá-lo para mais perto enquanto ele faz sua mágica e se empolga ao empurrá-la contra a parede. Ele consegue o acesso a todas as partes íntimas dela, podendo usar as mãos enquanto a boca está ocupada. Esta posição é muito parecida com um boquete tradicional: o parceiro que fica de pé é chupado e observa o outro cair de boca. Exatamente como nesses boquetes, a mão dela sobre a cabeça dele a ajuda a sinalizar quando ela quer mais. É uma posição de poder que oferece um visual excitante!

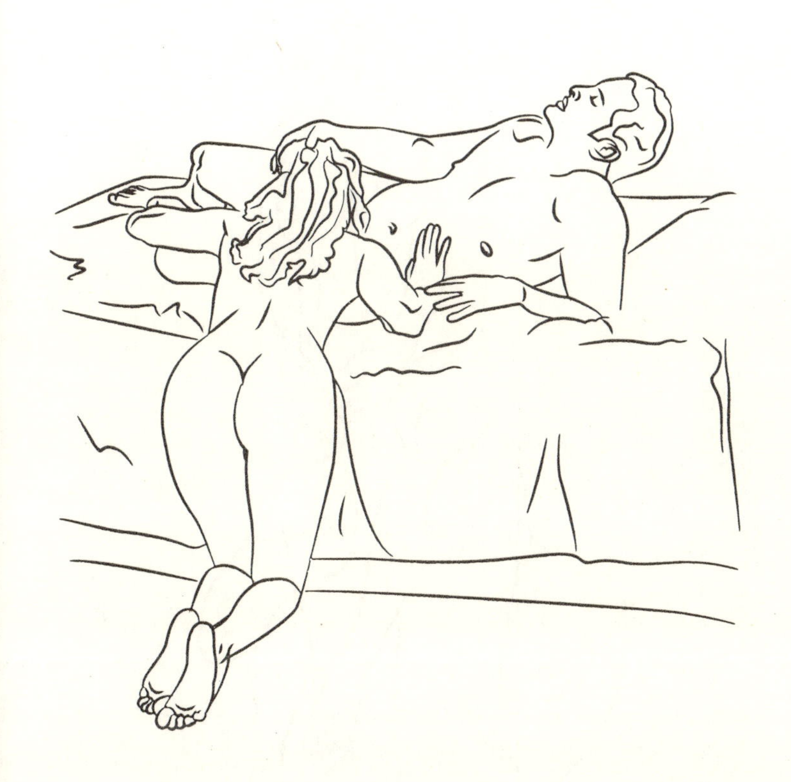

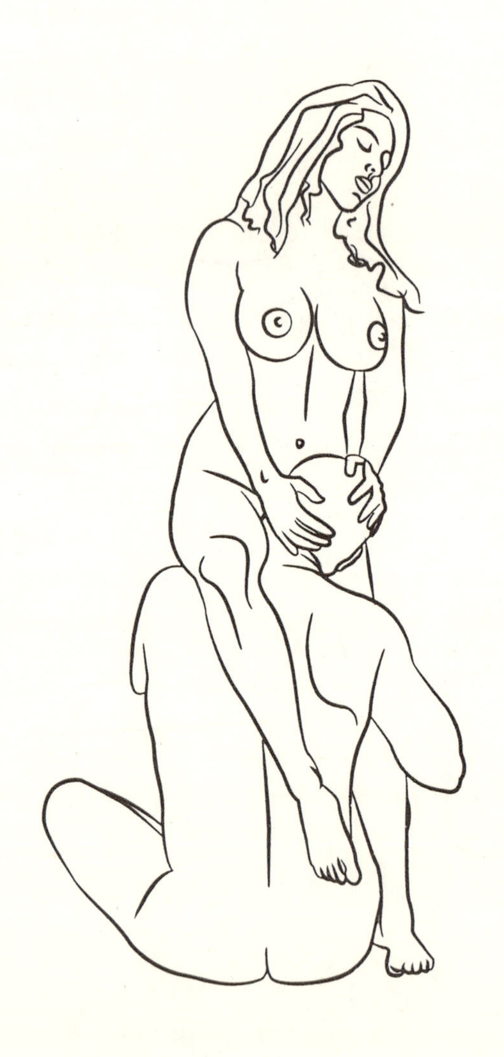

Vinte mil léguas submarinas

Como você se sente com relação à garganta profunda? Se está procurando uma posição que permita um encaixe mais profundo, você a encontrou. Falando *sério*, essa posição é como perfuração em mares profundos do mundo sexual. Você acabará chegando à China. Sem dúvida, é uma posição de garganta profunda.

O posicionamento é simples. Ela deita de barriga para cima e com a cabeça pendurada para fora da cama. Ele fica de pé atrás da cabeça dela, encarando-a. Ao se posicionarem, ele segura o tronco dela, para que ela não caia da cama, e a mulher agarra as pernas do parceiro para puxá-lo para mais perto.

Mas atenção: a posição não é adequada se ela for iniciante no boquete, a menos que os dois gostem muito de engasgar e cuspir durante o sexo. Por baixo, ela não tem muito controle sobre a rapidez ou a profundidade com que ele empurra o pau para dentro de sua boca. Porém, se estiver disposta, esse movimento lhe dará acesso a tudo nele!

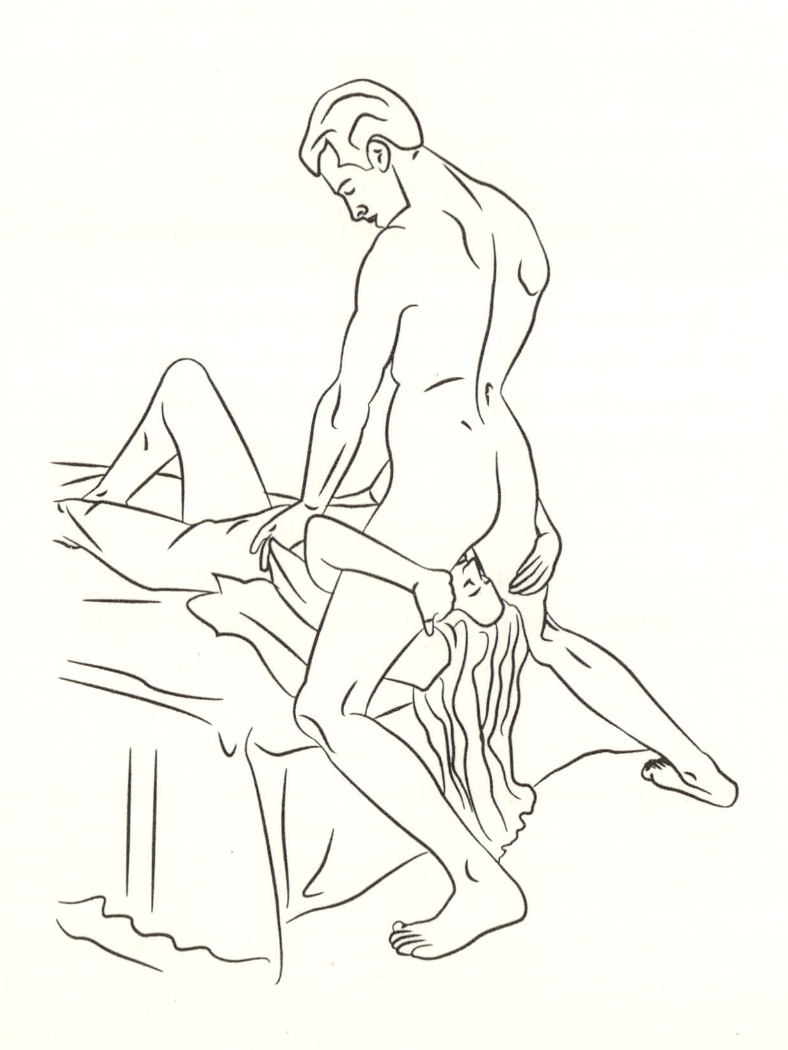

Centro de controle

Guie-o até a pista de pouso e mostre-lhe como se faz! Esta posição deixa a mulher assumir controle total da diversão enquanto ele a chupa.

Ela se ajoelha na cama e senta com as pernas para trás. Ele engatinha pela cama, de frente para ela, enquanto ela o guia até a boceta. Esse movimento concentra a atenção na estrela do show: o clitóris! Nesta posição, os joelhos dela não permitem que ele simplesmente enterre a cara (Dica para os homens: parem com isso! E nada de velocidades extremas lá embaixo também: uma garota deseja ser tocada com elegância!) e dá a ela a oportunidade de mostrar como realmente quer que aquilo seja feito. Faça-o variar o ritmo, indo do rápido para o vagaroso e vice-versa!

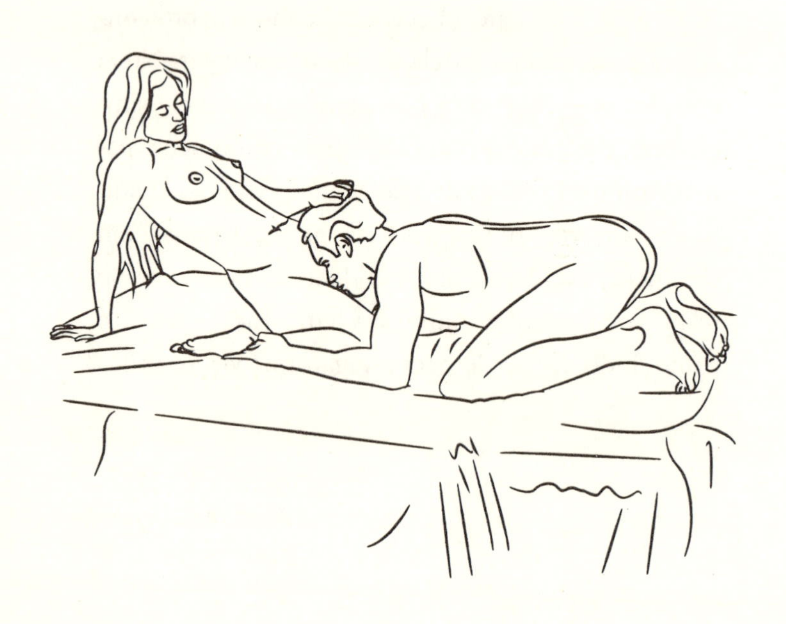

Recursos

CATÁLOGO DO SEXO!

Recursos hilários e excitantes para sua educação sexual

Wicked Quickies: 52 Ways to Get it On Anytime, Anywhere
Por Audacia Ray
Ilustrações por Lana Le

Esse guia divertido do sexo espontâneo inclui histórias, dicas e atividades para você fazer com seu (sua) parceiro(a) quando tiverem alguns momentos livres. Cada posição excitante contém ilustrações coloridas e um sistema de classificação por estrelas para categorizar as rapidinhas — desde sexo comportado ao tântrico.

Lover's Massage Kit: An Interactive Pleasure Game
Por Melanie Linn
Fotografias de Allan Penn

Escrito por um terapeuta massagista, esse guia oferece noventa cartões de massagem erótica com trinta técnicas sexuais para ela, trinta para ele e trinta para fazer a dois. Cada cartão é decorado com fotografias sensuais que demonstram técnicas de massagem erótica. Para apimentá-las mais ainda o conjunto inclui um dado de seis lados que transforma sua sessão de massagem sexual em um emocionante jogo de sorte.

The Cookie Sutra: An Ancient Treatise. That Love Shall Never Grow Stale. Nor Crumble
Por Edward Jaye

É como um livro de posições sexuais, mas com BISCOITOS! Essa variação hilária do *Kama Sutra* apresenta biscoitos de gengibre moldados em formato de um casal em dezenas de posições sexuais — com ou sem botões de jujuba.

Sexy Book of Sexy Sex
Por Kristen Schaal, Rich Blomquist

Um livro de piadas populares sobre tudo que você precisa saber (e, provavelmente, não precisa) sobre sexo. Cada página está recheada de diagramas, fotografias, ilustrações e brincadeiras divertidas para fazer você rir da sensualidade do sexo.

Fork Me, Spoon Me: The Sensual Cookbook
Por Amy Reiley

Comida e sexo combinam muito bem! Esse livro de receitas apresenta os benefícios dos alimentos afrodisíacos e sensuais e como esquentar sua cozinha. Contendo mais de quarenta receitas, esse guia oferece formas impressionantes para melhorar sua saúde sexual usando alimentos excelentes.

Sex: Our Bodies, Our Junk
Por Scott Jacobson, Todd Levin, Jason Roeder, Mike Sacks, Ted Travelstead

Melhore a comunicação sexual — e seu domínio de trocadilhos e eufemismos para genitália — nesse guia cômico para sexo, relacionamentos e todas as coisas desconfortáveis que o acompanham.

AH, QUE LUGARES EXCITANTES

Se você tem dinheiro sobrando (ou tempo para procurar na internet), avalie estes divertidos destinos relacionados com o sexo.

Museum of Sex
Nova York, Nova York

Contendo mais de 15 mil artefatos eróticos, mais de uma dúzia de exposições diferentes e um punhado de instalações virtuais, o objetivo desse museu é educar o público sobre a história, a evolução e o contexto social da sexualidade. As exposições variam desde explorar sexo no cinema à história da camisinha e muito mais.

Good Vibrations: Antique Vibrator Museum
São Francisco, Califórnia

Esse museu celebra a evolução do vibrador, o qual foi usado historicamente como um tratamento da era vitoriana para a "histeria" feminina, um termo médico amplamente difundido na época para descrever o sofrimento emocional. Essa coleção tremenda varia dos vibradores mais antigos feitos no final do século XIX até vibradores da década de 1970.

World Erotic Art Museum
Miami Beach, Flórida

Trata-se da maior coleção de arte erótica nos Estados Unidos. Essa galeria apresenta arte histórica e contemporânea de todas as partes do mundo inteiramente dedicada ao sexo e ao erotismo. Entre as exposições, o museu ostenta objetos relacionados a Hollywood e gravuras eróticas feitas por Rembrandt.

Musee de l'Erotisme
Paris, França

Que lugar melhor para visitar um museu dedicado ao sexo do que na cidade mais romântica no mundo? Com sete andares dedicados à maior diversão humana, o museu apresenta artefatos espirituais, arte erótica contemporânea e até mesmo uma exposição de bordel.

Museu Beate Uhse Erotik
Berlim, Alemanha

Se ver ilustrações de nudez bidimensionais for enfadonho demais, esse museu em Berlim estimula e educa os visitantes com relação ao papel do sexo na cultura alemã. Esse museu interativo tem 32 exposições, imagens em 3D, telas de LED e uma dezena de jogos interativos, todos em nome do sexo.

"Esse é o próprio êxtase do amor."

— William Shakespeare

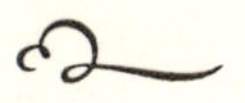

Este livro foi composto na tipologia Adobe Garamond Pro,
em corpo 12/15,75, impresso em papel offwhite,
no Sistema Cameron da Divisão Gráfica
da Distribuidora Record.